社会福祉法人 日本心身障害児協会 島田療育センター

重症心身障害児者の療育&日中活動マニュアル

ダウンロード資料

本文中に ダウンロード と記載のある下記の資料・表は，下記URLを入力していただくか，QRコードを読み込んでいただくとご覧いただけます。

〈第1章〉
- 資料　美容室だより（P.40）
- 表　　経管栄養法（P.47）
- 資料　NST相談シート（P.50）
- 資料　車いす点検表（P.58）
- 資料　感染対策ニュースペーパー（P.64）
- 資料　感染症報告書（P.65）

〈第2章〉
- 表　　強度行動障害判定基準表（P.94）

〈第3章〉
- 資料　個人カード（P.117）
- 資料　感染対策早わかりシート（P.117）
- 表　　活動計画書の記入例（班活動，グループ活動）（P.141）
- 資料　活動計画書（アロマ活動）（P.145）
- 資料　体操カード（例）（P.147）
- 資料　ぐるぐる体操（P.147）
- 資料　あるある体操（P.147）
- 資料　B室活動の計画書と設計図（P.153）
- 資料　行事・活動計画書（P.157）
- 資料　施設外活動実施計画届（P.157）
- 資料　施設外活動実施報告書（P.157）

〈第4章〉
- 表　　当センターが提供するサービス（P.170）
- 表　　発達支援センター「セブンクローバー」で利用できるサービス（P.170）
- 資料　島田療育センターのボランティアガイド（P.174）

https://www.nissoken.com/1877/index.html

（QRコード）

はじめに

今般島田療育センターで療育の現場をよく知っている職員で「療育＆日中活動マニュアル」を発刊することになりました。

1961（昭和36）年5月1日に小林提樹初代園長のもと，島田療育園として日本で最初の重度の障害を持つ児の施設が作られました。当初は経営的な視点から病院という形で施設が開設されたと聞いております。しかし，今や医療的な意味でも真に重い病状の利用者も増えて，人工呼吸器を着けた人は20人近くになっており，入所利用者の高齢化対策も重要な課題となってきました。まさに病院という要素が必要不可欠となり，さらに高齢化も加わり，利用者の命を守りながらその人に楽しく生涯を過ごしていただくという難しいテーマに取り組んでいます。

また昨今，障害者総合支援法の成立，障害者権利条約の批准，それに伴う障害者差別解消法など，さまざまな法の整備がなされてきています。それに伴って，島田療育センター（1992年に改称）もさまざまな改革を行ってきました。当センターの理念は「利用者のニーズに応え質の高い療育をめざす」です。この理念のもとに医療・療育を組み立ててきました。開設当初の建物はすべて建て替えられていますが，その建物も老朽化しており，今新しい療育センターの建て替えを目指して職員一同で頑張っています。ハードの面では多くの問題がありますが，開設以来培ってきた療育の内容については誰にも負けないという強い自負があります。

今回その療育内容を，それを毎日実践している職員がまとめました。私たちの実践していることを具体的にまとめられたと思っております。これを皆様に読んでいただいて，率直なご意見，ご感想をもとに，さらに良い療育をつくっていきたいと考えています。

島田療育センター　名誉院長　木実谷哲史

CONTENTS

第1章 生活支援

1. ライフステージ（乳幼児, 学齢, 青年, 高齢化, 看取り）別の支援の心構えとケアにおける倫理
   療育部長／認定看護管理者　落合三枝子 ……………………………… 8

2. 生活に変化をつくり出すケア
   デイケアセンター 療育長　田中多佳子 ………………………………… 14

3. 利用者が持つ役割
   デイケアセンター 療育長　田中多佳子 ………………………………… 18

4. 自己選択, 自己決定を支援する
   第6病棟 療育長　藤井智子 ……………………………………………… 20

5. コミュニケーション
   第6病棟 療育長　藤井智子 ……………………………………………… 24

6. 排泄・睡眠
   元・第2病棟 療育長　星野抄織 ………………………………………… 27

7. 更衣・入浴
   元・第2病棟 療育長　星野抄織 ………………………………………… 31

8. 整容, 装い
   元・第2病棟 療育長　星野抄織
   療育部　岩井 理 ………………………………………………………… 36

9. 食事
   療育部 副部長／摂食嚥下障害看護認定看護師　舟田知代 …………… 44

10. 健康な身体づくり
    第3病棟 療育長　丸山伸之 ……………………………………………… 50

11. 動きに関するケア
    第3病棟 療育長　丸山伸之 ……………………………………………… 57

12. 感染対策
    療育部 看護主任／感染管理認定看護師　米川敦子 …………………… 63

13 災害時の対応
　　療育部　杉田友春 ……………………………………………… 68

14 父母会
　　療育部　杉田友春 ……………………………………………… 72

第2章　個別性に即した支援

1 基本的な生活ケア15項目～ケア展開のための手引き
　　第7病棟 療育長　伊東妙子
　　《執筆協力》金井一薫 …………………………………………… 78

2 特徴的な行為がある利用者のケア
　　元・第6病棟 療育長　多田野由起子 …………………………… 90

3 呼吸，食事，ポジショニングの工夫
　　第5病棟 療育長　石川　勉
　　療育部 副部長／摂食嚥下障害看護認定看護師　舟田知代 …… 98

第3章　日中活動

1 CAPP～人と動物のふれあい活動
　　第2病棟 療育主任　下村　毅 …………………………………… 116

2 花壇・園芸活動
　　第2病棟 療育主任　下村　毅 …………………………………… 120

3 音楽療法
　　第5病棟 療育主任　油田浩幸 …………………………………… 123

4 散歩
　　第5病棟 療育主任　油田浩幸 …………………………………… 128

5 スヌーズレン・ムーブメント活動
　　ほっとステーション兼療育部 療育長　川澄　敦 ……………… 132

6	班活動, グループ活動
	第3病棟 療育主任　宮沢直美
	第1病棟 療育長　長嶺香奈子 …………………………… 137

7	アロマ活動〜生活の中に香りを取り入れる
	療育部 療育長　清水信夫 …………………………………… 143

8	体操
	デイケアセンター 療育主任　新明広子 …………………… 146

9	ほっとステーション
	ほっとステーション　高橋節夫 …………………………… 149

10	センター行事・イベント・施設外活動
	ほっとステーション　高橋節夫 …………………………… 155

第4章　職員教育とマナー

1	多職種連携と協働〜私たちが療育で大切にしていること
	療育部長／認定看護管理者　落合三枝子 ………………… 160

2	第三者評価
	療育部長／認定看護管理者　落合三枝子 ………………… 168

3	島田療育センターの社会資源
	ほっとステーション　高橋節夫 …………………………… 170

4	ボランティアの受け入れ
	療育部　岩井 理 ……………………………………………… 171

5	サービスマナー
	療育部　岩井 理 ……………………………………………… 176

6	実習の受け入れ
	療育部　杉田友春 ……………………………………………… 185

DVD教材　食事／ポジショニング／ストレッチ・呼吸介助・MI-E／日中活動

詳しくは巻末をご覧ください

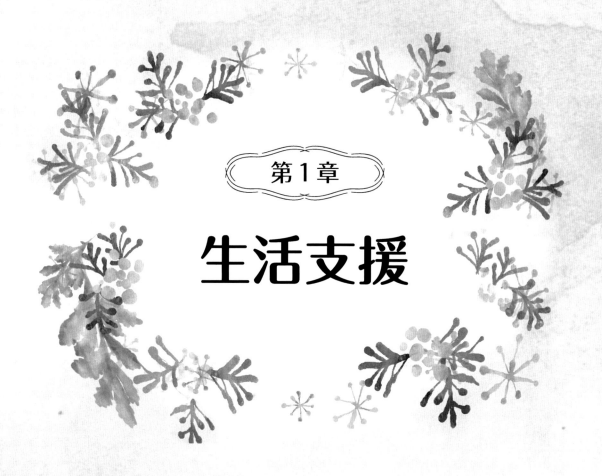

第1章

生活支援

1 ライフステージ別の支援の心構えとケアにおける倫理
(乳幼児, 学齢, 青年, 高齢化, 看取り)

療育部長
認定看護管理者
落合三枝子

乳幼児期～学齢期の支援

乳幼児期

　乳幼児期にある重症心身障害児（以下，重症児）は，成長発達も著しくそれに伴って健康状態も変化する時期です。まず大切なのは健康状態を整え，生活環境を安定させ，日常生活のリズムをつくれるようにしていくことです。そして，重症児が安心感・信頼感を持てるようかかわっていきます。特に，NICUなどから退院し在宅生活を始めたばかりであれば，家族と重症児の愛着形成ができるように周りでサポートすることが必要です。重症児にとって守ってくれる人である家族の不安を取り除き，ケアを行っていけるよう，また，重症児が家族の一員となれるように支援していくことが大切です。

　在宅での幼児期の重症児は，体調が落ち着いていれば，集団生活の体験ができるようにしましょう。家族や訪問看護などでの大人とのかかわりだけでなく，同年代の子供と一緒に過ごすことによって自分の個性を発揮でき，成長発達にもつながります。さらに，運動機能訓練や摂食機能の発達にも働きかけていきましょう。

学齢期

　学齢期は身長が伸びてきます。車いすや座位保持装置などが合わなくなることがあります。普段の座り心地や姿勢が崩れやすくないかなどをよく観察しましょう。また，筋緊張のある場合は，変形や拘縮・側弯が進行します。適切なポジショニングを行い，姿勢のずれを感じれば変形が進んでいるのかもしれません。リハビリスタッフと連携し，よりよいポジショニングを行いましょう。

　心身は成長発達していきますが，医療的ケアが必要になってくる時期でもあります。毎日学校に通学できるよう健康状態を整えることも大切です。授業に集中できるよう，しっかり排痰を行ってから登校します。学校の授業では，一人ひとりの持てる力や情緒面を伸ばすかかわりをしてくれています。学校と病棟（家庭）とで，継続したかかわり（健康面などの情報交換）を行えるよう連携をとることが必要です。共通したかかわりを行うことで，学校でも病棟（家庭）でも同じことができる

ようになります。学校のトイレで排泄ができたら，病棟（家庭）でも学校と同じように声かけのタイミングや環境などを整えます。学校・病棟・家庭での情報の共有化が大切です。

コミュニケーション

　重症児の特徴として，言語的コミュニケーションが難しいことが挙げられます。しかし，言語的コミュニケーションが難しい重症児でも一人ひとりわずかなサインを発しています。ケアを行うためにも，まずは重症児とコミュニケーションを取れるようになることが重要です。それには重症児がどのようなサインを出しているかをよく観察し，受け止めることから始めます。「発声があるか？」「発語はあるか？」「目を合わせてくれるか？」「こちらの問いかけに何らかの変化があるか？」「どちらから声をかけると分かりやすいか？」「笑うことはあるか？」「泣くことはあるか？」「不快表情はあるか？」「何が好きか？」「うれしいとどのようなサインを出してくれるか？」など，重症児を観察して得られた情報に基づきかかわりを持ってみることが重症児を知ることになります。また，個々の持っている視覚，聴覚，感覚障害についても理解しておくことが大切です。

　さらに，重症児の自らの欲求のサインを汲み取ることも必要です。排泄時のサイン，空腹時のサインなど，どのようなサインを発しているかを知り，ケアする側が感じ取り，「○○したいのね」などと言葉にしてその欲求に応えることが大切です。

　観察を続けることで，個々の重症児の感情表現を理解し，小さなサインや身体の動きで表す小さな変化を受け止め，ニーズが把握できるようになります。特に乳幼児期では，小さなサインをコミュニケーションのサインに発展させていくことが大切です。同じかかわりを繰り返し行い，重症児の反応を確認しながらサインに結びつけ確実性を高めていきましょう。視覚や聴覚を考え，重症児の見やすい方向から声をかけます。手が動かせるのであれば，名前を呼びながら私たちの手を差し出し，重症児の手が伸びてくるのを待ちます。手が触れたら，もう一度名前を呼び，「おはよう」などの声をかけます。これを繰り返すことでサインに結びついていきます。

　重症児がどんなニーズを持っているかを汲み取れるよう，わずかなサインを見逃さずよく観察をすることが大切です。たくさんの経験からできることが広がっていきます。周りにあるものを利用して，持てる力を使えるように，一人ひとりの発達に合わせて工夫を行いましょう。

発達を促す

　重症児にとっての発達レベルは一人ひとり違い，発達の初期が多いと言われています。そのため，個々の発達に合わせ，発達を促す課題を取り入れていきましょう。年齢ではない個々の発達段階に配慮し，子どもらしい遊びが提供できるよう心がけましょう。個々の反応を引き出せるようなかかわり，自発性を促し反応を待てるような

かかわりを行っていきます。緩やかに成長発達する重症児にとって，感覚を養う遊びの提供は成長発達にもつながっていきます。いろいろな刺激に対し，重症児は感じ方が違います。音楽が好きな重症児でも，音の大きさ，リズム，音楽のジャンルなど重症児の求めているもの，楽しく感じられるものを探り提供していきます。ムーブメント療法（第3章「5．スヌーズレン・ムーブメント活動」〈P.132〉参照）で行う身体を動かす遊びが好き，感覚的な遊びが好きなど，それぞれ好みがあります。

聴覚に働きかける音をゆっくり遠くから聞かせたり，近くで音を鳴らしたりし，どのような音が好みであるかを重症児の反応を見て確認します。重症児からよく見える位置から視覚に働きかけるような動くものを提供します。ゆっくり身体を揺らすことも重症児にとって気持ちが安定することの一つです。また，ゆっくりした歌を歌いながらタッチングを行うとスキンシップが図れ，身体の緊張が取れ，リラクゼーションにもつながります。スヌーズレンやムーブメント療法（第3章「5．スヌーズレン・ムーブメント活動」〈P.132〉参照），音楽療法（第3章「3．音楽療法」〈P.123〉参照）などを取り入れていくと，身体運動で感覚を育て運動機能の拡大や心理的諸機能の発達が促されていきます。

遊びについて

重症児にとっての遊びとは，スキンシップを通して楽しい時間を過ごすことです。また，コミュニケーションを深め，他者との関係性をつくっていくことでもあります。遊びを通してお互いに共有し，共感し，相互作用をもたらします。さらに，今まで経験しなかったことを体験し，重症児にとっての世界観を広げることが大切です。

遊びの提供は重症児が主体となるように行います。明るい笑顔と声で，自分の五感を使い，重症児がどのように感じているか，どのように楽しんでいるかを感じ取っていきます。楽しく遊びを提供することで，重症児もその雰囲気を感じ取って共有し，遊びが楽しいものになっていきます。そのような関係性をつくれるようかかわりを深めていくことも大切です。個別性を大切にし，成長と共に永続的なサポートを行っていきましょう。よく観察を行い，重症児の持てる力を発揮できるようにしていきます。

青年期の支援

当センターでは，高等学校までの学校生活を終えると，病棟の中での毎日の日中活動と外出活動，センター行事，1～2週間に1度「ほっとステーション」（第3章「9．ほっとステーション」〈P.149〉参照）という病棟外での日中活動に参加をします。

病棟の中での活動は，主に音楽・体操などのサークル活動に分かれて月に1回行われるものと，日々の活動があります。その中には散歩やスヌーズレン活動，病棟全体

でのDVD鑑賞などが挙げられます。また，行事に向けて重症児（者）の持てる力を使い，職員と一緒に飾りを作ることもあります。例えば，年4回行われるCAPP（人と動物のふれあい活動）（第3章「1．CAPP」〈P.116〉参照）の前には，会場の入り口や壁などに飾る季節の飾りを作ります。握ることのできる方でしたら，何を作るかを説明しながら折り紙をぎゅっと握ってもらい，花のパーツを作ります。その時にCAPPの話題を一緒に話しながら作るとイメージもしやすいですし，当日会場に参加された時に「○○さんの作った飾りが飾ってありますよ」と声をかけ，見ていただくと，その時のことを思い出していただけます。

　学校生活では毎日ほぼ一対一で教員がかかわりますが，卒業すると病棟の入所者40人の中の一人となります。毎日濃厚にかかわっていた教員との授業がなくなると，かかわる時間もずっと減ってしまいます。そのため，重症児（者）にとって，学校生活が終わることはとても大きな生活の変化です。病棟の職員はその生活の変化に備えて，個々の日課を決めていきます。また，学校生活で培った一人ひとりの持てる力を病棟での生活の中で活かしていけるよう援助していきます。

　例えば，座位姿勢の保持を学校の教員が取り組んでいれば，卒業後の午前中の余暇活動を座位姿勢で取り組むなど，ケアプランの中に取り込んで職員全員ができるよう業務に落とし込み，誰がそのプランを実施するかも決めてしまいます。日課を作成し，病棟の中でどんな役割を持ってもらうか，どんなサークルに参加をすれば楽しめるか，ほっとステーションではどこに参加をすれば持てる力を生かすことができるかを病棟内でよく話し合い決めていきます。また，1年間参加しての様子から他の活動の方がよさそうであれば翌年は変更し，より楽しめる活動を追求していきます。ほっとステーションに参加した時の様子は記録に残し，病棟に渡します。

　ほっとステーションの活動では，小さな社会体験も行っています。椎茸を栽培し，袋詰めを行ってセンター内を一緒に回ります。外来や事務などへ行き，患者の家族や職員とやりとりし，品物を渡す，お金を受け取るといったことを体験します。

　選挙の時期は，選挙の内容，立候補者の説明を行い，投票を行うかどうかの意思確認をしています。投票する場合は，期日前投票に職員と共に出かけ，投票所に着いてからは市役所の担当者と投票を行います。投票が終わるとバスから見る景色や職員との会話を楽しみながら帰ってきます。

　在宅で生活をしている重症児の卒業後の進路は，学校の授業の中での職場体験を通してどんな場所が本人にとってよりよい環境となるかをよく観察して決めるとよいでしょう。通所でも施設により活動内容はさまざまです。外出活動を多く行っているところや医療的ケアを行いながら活動も実施しているところなど，それぞれの施設の特徴を把握し，その人に合った場所を選ぶことが大切です。

高齢化，看取りに向けて

　当センターの入所利用者（以下，利用者）の平均年齢は，2019年4月現在45歳で，9歳から71歳までの重症児（者）が利用しています。加齢に伴って今までできていたことができなくなることもあります。職員は今までできていたから大丈夫と思いがちですが，急にできなくなることもあり，日々観察をしていくことが大切です。

　摂食機能の観察，呼吸状態などには特に注意が必要です。身体的機能が少しずつ低下してくると，以前は検査データの値が悪い時には呼吸も苦しそうだったのに，呼吸状態はそんなに悪くなくても，検査データが以前より悪くなってくることがあります。日々の呼吸状態の観察と検査データを比較しておくことも必要です。

　また，がんに罹患することもあり，普段から健康状態や表情の変化などに気を配り，いつもと何かが違うと感じた時には全身状態を細かく観察したり日常生活を振り返って変化を確認したりし，異常の早期発見に努めます。

　がんが見つかり治療を行う時は，家族と治療方針についてよく話し合います。また，家族がいない場合はセンター内でカンファレンスを行ったり，セカンドオピニオンによる治療の確認を行ったりし，その人にとっての最善の治療を検討します。日常の生活の中では若いころの記録をさかのぼり，好きだったことや好きだった物についてスタッフ間で共有し，最期の時まで体調を見ながらその人らしく生き切れるようにケアしていきます。看護師だけでなく他職種も一緒に，手浴や足浴，抱っこなど，本人の好きだったことを行います。病棟内では何度も何度もカンファレンスをし，今の状態を多職種と共有し，今何を望んでいるかを考え，ケアに結びつけ実現していきます。また，家族が来れば家族と一緒に過ごす時間を大切にしたり，昔好きだったことや最近好きなことなど話しながらケアを一緒に行ってもらったりします。

看取り後

　亡くなられた後，施設で長い間生活していた重症児（者）は家族のもとにお返しします。施設を出た後は家族が葬儀の中心となって自分の子どもを送れるようにします。お見送りを行った後は，職員への心のケアも行います。

　長期入所をしていた重症児（者）の家族にはここの施設に預けてよかったと思っていただけるよう，また，重症児（者）にはその人らしく楽しく楽に生きていただけるように私たちはケアを行い続けていかなければなりません。決して現状に満足せず，世の中の状況に見合った情報を取り入れ，重症児（者）のよりよい生活とは何かを考え続けることが大切です。これからも利用者の平均年齢は伸びていくと思います。これらのことを多職種で共に考え，よりよい療育を提供できるようにしていくことが施

設の職員に求められていることだと思います。

重症心身障害児(者)のケアにおける倫理

　重症児(者)は重い障がいを抱えていても,持てる力を使って一生懸命生きています。医療的ケアが必要であっても一人ひとりどのように過ごしてもらいたいかを考えて,ケアすることが求められます。

　施設は重症児(者)にとっての家であり,生活をしているところです。心地よい眠りや心地よい環境の提供,そして,人として尊重してかかわることです。職員が優しく声をかけ,笑顔で丁寧に接することで心地よい空間やケアがつくられていきます。

　職員は,重症児(者)の健康を守り,豊かに生きていけるようにお手伝いをします。一人ひとりの個別性を大切にし,何をしてほしいか,どう感じているかという思いを汲み取っていきます。そのためには,コミュニケーションが重要になります。障がいの特徴として,言語的コミュニケーションを取ることが難しい重症児(者)もいます。しかし,よい関係性がつくれれば,「楽しいなあ」「心地いいなあ」と感じていることを微妙な表情から読み取ることができます。

　重症児(者)は,ケアする人の手や声をよく覚えています。優しく声をかけたり,ゆっくり触ったりすることから,安心して身を委ねてくれます。その方にとって良いケアの方法やポジショニングで身体が楽になれば,またその人にケアしてもらいたいと感じてもらえます。その人らしい生活を送れるように,たとえ障がいが重くても豊かに生きていただけるようなかかわりを持つことが求められます。

　障がいが重くても,気管切開をすれば筋緊張が取れて身体が楽になることもあります。気管切開をして体調が落ち着けば外出もできます。誤嚥を繰り返す場合は,胃瘻を作り,経口からは味覚を楽しみ,残りの栄養は胃瘻から摂るなど,必要な医療を行うことで身体が楽になり,ほかの楽しいことを経験できるようになります。ただし,医療を行う前には家族とよく話し合い,多職種でカンファレンスをし,その重症児(者)にとってよりよい生活とは何かを考えます。

　個別性の高い重症児(者)のケアは難しい部分もありますが,とてもやりがいがあります。さまざまな日中活動や行事は,日々の生活に変化をつけ,生活を楽しめるよう,成長発達を促しながら多職種と一緒に提供していきます。そして,ケアの基礎の観察力をしっかり持ち,重症児(者)とその家族を支えていくことが,重症児(者)ケアの楽しさでもあります。

引用・参考文献
1) 落合三枝子:ライフステージにおける支援(連載 重症心身障害児(者)の全身管理と発達・療育支援【第6回】),こどもと家族のケア,Vol.12, No.2, P.84〜88, 2017.

2 生活に変化をつくり出すケア

デイケアセンター
療育長
田中多佳子

　私たちは，人とかかわり，さまざまな刺激の中で毎日変化のある生活を送っています。変化を求めて行動し，生活を楽しんでいます。重症児（者）も，私たちと同じようにいつも変化のある楽しい生活を求めています。そのため，私たちは基本的な生活支援（更衣・食事・入浴・排泄など）だけではなく，変化のある生活（楽しみ・心地よい刺激・社会参加など）をつくり出す工夫をすることが大切です。

生活の中でふれあう時間

　さまざまなケアの場面は，大切なスキンシップの時間です。朝の「おはようございます」から始まり，更衣・排泄・食事のケア前に必ず声かけを行い，ケア後には「気持ちよくなりましたね」「お食事おいしかったですか？」など，気持ちに共感する声かけの中で，重症児（者）の表情を読み取り，会話を広げていくことが大切な時間になります。重症児（者）にとって，たくさんの声かけ・触れ合いは生活の変化につながる第一歩です。私たちのかかわり方で，重症児（者）の一日がどのような日になるか変わります。楽しい一日を過ごしてもらうために，私たちは何をしたらよいのか考えを深めましょう。

感覚に働きかける刺激を使ったかかわり（光・映像・音楽・香り・温冷感など）

　視覚・聴覚・臭覚・触覚は，重症児（者）の感情につながります。快・不快の感じ方は個々に違いますので，興味・関心に合わせ「光の強弱」「音楽の種類」「アロマの香り」「冷たさ温かさ」など，一緒に選ぶことが大切です。
　生活環境を適切に整えることも感覚に働きかけることにつながります。四季に合わせ生活空間を変える，行事につながる飾り付けをすることで変化を楽しむことができます。そして，その時の季節・行事の話題を話しながら，飾り付けを一緒に作り上げていくことで楽しさも増していきます。また，日々のケアで行われている，ベッドから移動し車いす・デイルームで過ごす時間も感覚を刺激します。座位姿勢は視野が広がり視覚に働きかけ，興味・関心を引き出すきっかけになると同時に，身体的にも血液循環が変わり新陳代謝を促し気分転換にもつながります。

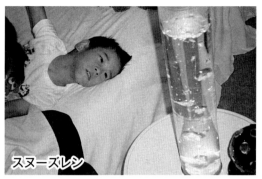
スヌーズレン

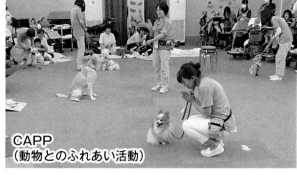
CAPP（動物とのふれあい活動）

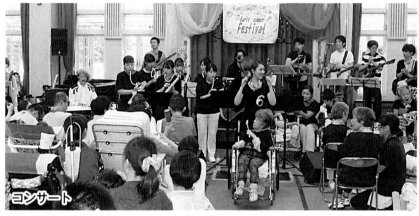
コンサート

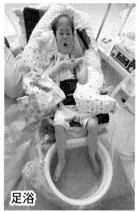
足浴

各種行事への参加

　センター行事や病棟ごとの行事など，日常と違う雰囲気の中で「見て楽しむ」「聞いて楽しむ」「触れ合って楽しむ」「移動して楽しむ」といった生活の変化の提供をします。
　すべてに参加することがよいことではなく，個々の興味・関心に合わせ参加を促します。私たちも一諸に参加し，楽しさを重症児（者）と共感することでその場はとても温かい雰囲気になります。

社会資源を活用する

　遠足・ドライブ・個別外出など，外出活動を計画します。地域にあるさまざまな公共施設・商業施設・交通機関などの社会資源を活用することは，重症児（者）にとって社会とのつながりを持ち続けるために大切です。私たちが行かせたい場所ではなく，「どのような所が楽しむことができるのか？」「何をしたいのか？」「家族はどこに連れていってあげたいのか？」など，個別のニーズに合わせた個別外出は，重症児（者）・家族にとってかけがえのない時間になります。

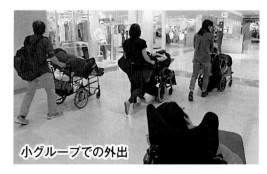
小グループでの外出

学校教育の支援

　重症児にとって，特別支援学校の小学部から高等部までの学校生活は，個々に合わせた教育を受け，教員や同年齢の友達と交流するなど，人生に一度しかない貴重な体験となります。私たちは，重症児が充実した学校生活を送るために，健康状態を良好に保つ努力が必須となります。そして，その貴重な体験の中で重症児が「どのように成長，発達しているか」それに対して「どのようなかかわり方が望ましいか」といった情報共有・連携を教員・学校としていくことが学校教育の支援につながります。重症児の体調管理を行い毎日元気に学校へ送り出し，下校後は個々に学校での様子を聞くスキンシップの時間をとり，「今日は何が楽しかった？」「お友達と何をしたの？」などと学校での様子を聞きます。重症児は，聞いてほしいこと・伝えたいことがたくさんあります。気づいてあげましょう。

　当センターには，特別支援学校の分教室があります。医療依存度が高く通学が困難な重症児の教育の場です。分教室に登校し授業を受け病棟に帰棟する学校生活は，教員と健康状態も含めた情報共有・連携を密に行うことができます。分教室に登校できない重症児は，教員がベッドサイドに出向き授業が行われます。私たちは，近くで授業を受けている重症児の様子やかかわりの中では表出しない表情を見ることで，学校教育の大切さを痛感します。

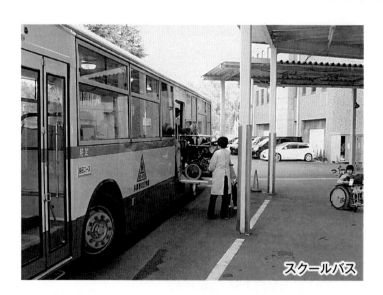
スクールバス

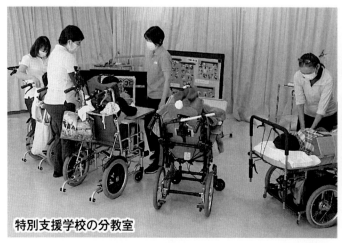
特別支援学校の分教室

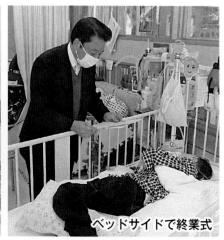
ベッドサイドで終業式

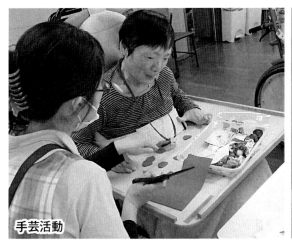
手芸活動

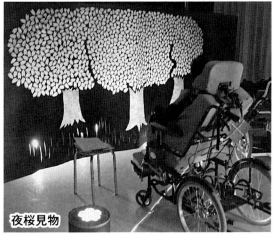
夜桜見物

学齢期後のプログラムを計画する

　学校生活が終了することで，重症児（者）の生活は変わります。ゆっくり過ごす時間ができると同時に，毎日会っていた教員・友達とのかかわりがなくなるため，生活の単調さに戸惑い，笑顔や発声が少なくなる様子が見られることがあります。今まであった「自分の居場所」をまたどこかにつなげることが大切です。当センターには，「ほっとステーション」（第3章「9．ほっとステーション」〈P.149〉参照）という活動の場があります。病棟から移動した場所で定期的に，安全な環境で楽しい時間を過ごすプログラムを提供します。各々の重症児（者）の持てる力を発揮できる・興味があり追求したいことなど，さまざまなプログラムを計画します。成人としての大切な生活の変化をつくり出します。

在宅生活の重症心身障害児（者）の生活の変化

　在宅生活で過ごす重症児（者）においても，生活の変化をつくり出すことは大切です。家族と過ごす時間を大切にしながら，いろいろな人たちとかかわる時間をつくりましょう。重症児（者）にとって，家族以外の人とのかかわりは生活に変化をもたらします。訪問系サービスの医師，看護師，リハビリスタッフ，介護福祉士などを利用することは家族の介護負担の軽減につながると同時に，重症児（者）にとってはいろいろな人たちからの声かけ・触れあいによって1日の中で大きな変化を感じ，表情として表してくれます。

　在宅生活に慣れ，体調が落ち着いたら外に目を向けてみましょう。通所サービス，児童発達支援（未就学児対象）を利用し，慣れ親しんでいる家ではない場所で過ごす時間は寂しさを感じますが，日中活動の中で友達や職員とかかわりながら時間の経過

と共に楽しさが増していきます。朝，家族から「今日は，デイケアに行くよ」と声をかけると笑顔になること，手足を動かしはじめることなどは，生活の中で「楽しみ」を見つけたことの表出です。集団生活の楽しさを体験し，就学につながります。

学齢期は，教育として一人ひとりに応じたきめ細やかな指導が行われ，「個を認めてくれる場」となります。成長・発達に合わせた体験により「楽しさ」「期待感」「達成感」などを感じ，生活に変化をもたらし充実した時間を過ごすことができます。

学校生活が終わると，「どのように充実した社会生活を送るか？」「その生活を送る場はどこなのか？」を模索し，学校生活で習得したことを生かしながら，社会とつながる生活となります。成人を迎え，30代・40代・50代と年を重ねていく中で，重症児（者）が「どのように日々過ごしたいか？」，家族は「どのように過ごしてほしいか？」を話し合いながら日中活動の提供をし，個々に合う生活介護（18歳以上対象）につながっていきます。「にぎやかな場は好きだけど，時々1人の空間が欲しい…」「タブレットを使いコミュニケーションをとりたい…」「個別活動をしたい…」など，どのように過ごしたいかそれぞれ違います。私たちが考える「このように過ごしてもらいたい」と重症児（者）が考える「このように過ごしたい」が必ず一致するとは限りません。同じ思いを共有するためには，日々の生活の中で見せてくれる顔の表情・発声・緊張の状態などから思いを察知し，コミュニケーションを通じながら互いに確認していくことが必要であり，大切です。

3　利用者が持つ役割

デイケアセンター
療育長
田中多佳子

人は生きていく中で，いろいろな形で役割を持っています。その役割によって他者とのかかわりの中で，自分自身または他者が心身ともに満たされていると感じることがあります。重症児（者）は，日常生活の中で受動的な場面が多いですが，私たちが「役割を持つことができるかかわり」「本人らしさが表現できるように配慮したかかわり」を意識して支援することはとても大切です。

安定した（心休まる）居場所を提供する

重症児（者）にとって，生活の場において心身ともに心地よいと感じる空間・場所は一人ひとり違います。私たちは，各々の重症児（者）の生活の様子を把握し，例え

ば，静かな場所や座り心地のよいソファー，周りの人との間隔などを整えます。そして，重症児（者）の生活環境の一部として，私たち職員がいることを忘れてはいけません。足音，声のトーン，職員同士の会話など，重症児（者）にどのような思いをさせているかを常に念頭に置きながら十分な配慮が必要です。人は，安定した心休まる中で周囲に対する興味・関心がわき広がります。重症児（者）一人ひとりが，どのようなことに興味・関心を抱いているかを日々の生活から見つけ出し，何か自分自身で行おうとする意思に共感して支援につなげていきます。表現の仕方はさまざまですが，重症児（者）は秘めた思いを必ず持っています。気づいてあげましょう。

一人ひとりかけがえのない存在

　人は，家族や社会の中で自分自身も意識していないところでも，役割を持っています。重症児（者）も同じです。「生きていること」「一緒にいること」は，家族・社会とつながり関係性があるからこそ生まれてくる役割です。その人が存在することを，周囲に伝えるために「名前」を適切に呼びましょう。病棟の朝の会では，必ず一人ひとりフルネームで名前を呼び，周囲に「○○さんはここにいますよ」と伝えます。名前を呼ばれている時は，その人が主役です。周囲から目を向けられることは，自分自身の存在を意識することにつながります。そして，他者が名前を呼ばれると，そちらの方に顔・視線を向け意識している様子やうれしそうな表情が見られたり発声があったりするなど，お互いが意識し存在を認め合う素敵な関係性が生まれてきます。

本人らしさを表現しやすい支援

　私たちは，日々の生活の中で重症児（者）の興味・関心を示すことに気づいたら，まずは重症児（者）の行動を見守ります。「ずっと集中して見ている」「そばに近づこうとしている」「声を出し気になることを周囲に伝える」など，表現の仕方はさまざまです。その人の表現の仕方は，その人の持てる力です。持てる力を発揮できることで，その人に役割ができることがあります。

　Aさんは，病棟外の気になる場所があり，職員と行って見ていました。最初は見ているだけでしたが，ある時から，その場所で病棟に渡してもらいたいものを頼まれ届けるようになりました。周囲から「ありがとう」「助かりました」の声をかけられることが続くと，表情が穏やかになり「満足感」を味わっているように見えました。興味・関心を示す場所に行く支援に小さなきっかけがつながることで，Aさんは自分の存在が周りの人に役立っている感覚を覚えたように見えました。

　幼児期のBさんには，興味・関心を持たせる支援として「お当番」を生活の中に取

り入れました。朝の会・食事・活動など開始時のあいさつをする前に，鈴を鳴らします。始めたころは，「何をしているのかな？」と理解できていない様子でしたが，継続していくうちに様子が変わり始めました。鈴を鳴らす時，周りの人から目を向けられることを感じられるようになり，目を大きく開け「やる気」が感じられる表情を見せてくれるようになりました。他者が「お当番」を行う時，Bさんはじっとそちらの方を見ています。「お当番」に興味・関心を示している様子でした。

このように，重症児（者）一人ひとりかかわり方は違います。

そして，Aさん・Bさんの様子をそれぞれの家族に伝えることはとても大切です。家族にとって，重症児（者）のわが子が，周りの人にとって大事な存在であり役割を持ち生活している，または興味・関心を示すものができ，役割を持つ楽しさを感じている様子を知ることにより，今まで以上にかけがえのない存在になります。

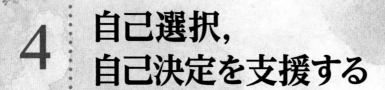

4 自己選択，自己決定を支援する

第6病棟 療育長
藤井智子

意思決定支援とは

障害者の意思決定支援について，『障害福祉サービスの利用にあたっての意思決定支援ガイドライン』（以下，ガイドライン）において，次のように定義されています。
「自ら意思を決定することに困難を抱える障害者が，日常生活や社会生活に関して自らの意思が反映された生活を送ることができるように，可能な限り本人が自ら意思決定できるよう支援し，本人の意思の確認や意思及び選好を推定し，支援を尽くしても本人の意思及び選好の推定が困難な場合には，最後の手段として本人の最善の利益を検討するために事業者の職員が行う支援の行為及び仕組みをいう」[1]

意思決定支援が必要な場面

日常生活における場面

日々行われる直接支援のすべてから，日中活動プログラムへの参加などに意思決定支援の要素が含まれています。重い障がいを持っている人は，自分の意思を表すことが難しいことがあります。その場合，家族や施設職員がすべて決めてしまいがちです。その根底には，「自分で決めることは難しい」という利用者に対する決めつけがある

のではないかと思います。

　散歩の活動を準備した時，どの道を通ってどこに行きたいか，尋ねたことはあるでしょうか。散歩に連れていくのではなく，本人が主体的に散歩を楽しめるようにしていく姿勢が求められます。もちろん，その散歩の活動に参加しないという選択肢もあることを念頭に置きましょう。賑やかな音楽が好きな人もいれば，静かに過ごしたい人もいます。その人の好みを知り，適した活動を用意しましょう。「分からないから」と決めつけず，活動の内容を分かりやすく説明したり，新しい活動に誘うことも大事な経験となります。また，意思を問うということが形式的になってはいけません。重い障がいがあってもさまざまなサインがあります。そのサインを見つけ出すこと，検証し支援に当たる人が共通の認識を持つことが大事です。

　当センターでは，衣服や活動時に使用する入浴剤やアロマオイルを選んでもらうことも大事な支援です。「これがいい」と言葉や指さしで教えてもらうだけではありません。香りをかいでもらい，「いいにおい」という表情をとらえて選ぶこともあります。この服が気になるというように，じっと見つめる視線を選択として受け止めることもあります。このように，本人に選んでもらうためには，視覚や嗅覚，触覚など五感に具体的に働きかけることも大事です。

　現在，工夫された補助器具があります。絵やシンボル，スイッチやパソコンソフトなど，本人の身体機能に合ったものを使えるように整えていくことも大事な支援です。

　日常生活における場面で意思決定支援を継続的に行うことは，意思が尊重された生活体験を積み重ねることになります。この生活体験は，本人が自らの意思を他者に伝えようとする意欲を育てることになります。

社会生活における場面

　障害者総合支援法の基本理念には，すべての障害者がどこで誰と生活するかについて選択でき，地域生活において他の人々と共生することを妨げられない旨が定められています[1]。施設入所には本人の意思よりも家庭の事情が優先されていることが多々あります。施設での生活はさまざまな制約もあります。本人の望む生活ではないかもしれません。本人の意思確認を最大限の努力で行い，より制限の少ない生活への移行を考えていく必要があります[1]。

　寝たきりの利用者に面会をした家族が，自分の携帯電話を利用者の耳にあて，利用者の祖母に声をかけてもらっていました。利用者は目を見開き，そばにはいない祖母を探すような目の動きを見せてくれました。「会いたい」という気持ちが伝わるように思いました。何を望むのか，これは難しい側面がありますが，利用者の思いをくみ取って代弁し，利用者の意思に沿えるようにしていくことができたらよいと考えます。

　当センターでは，センター外への外出を行っています。行き先については家族の希

望や担当職員の意見によって決められているのが現状です。利用者の体力や体調を考慮し，車いすでの移動時間や外出先での休憩などと共に，その人に体験してほしいことや感じてほしいことを考えて行き先を決めています。本来ならば本人に選んでもらいたいのですが，重い障がいを持っていて自分では決められないことも確かにあります。それでも，その外出を通し，洋服を選んだり外出先での過ごし方を一緒に考えるなど，利用者に自己決定する機会が持てるような取り組みにしていくことが大切です。また，当センターでは「選挙投票支援」を行っています。選挙前に意思確認を行い，投票日の外出支援を行います。「選挙」についての理解は難しい面もありますが，丁寧に説明し，行ってみたいという気持ちに沿えるように最大限の配慮をします。

人的・物理的環境による影響

　意思決定支援は，本人にかかわる職員や関係者による人的な影響や環境による影響，本人の経験の影響などを受けると言われています。

〈意思決定支援の基本的原則〉
①本人への支援のためにあらゆる工夫を行わなければなりません。
②本人の自己決定が，職員等の価値観においては不合理と思われるものでも，他者への権利を侵害しないのであれば，その選択を尊重できるよう努める姿勢が求まらます。リスク管理は，関係者を含め，事業所全体で取り組むことが重要です。
③本人の自己決定や意思確認がどうしても困難な場合には，本人をよく知る関係者が集まって，本人の日常生活の場面や事業者のサービス提供場面における表情や感情，行動に関する記録などの情報に加え，これまでの生活史，人間関係等さまざまな情報を把握し，根拠を明確にしながら障害者の意思及び選好を推定します。本人の意思を推定することがどうしても困難な場合は，関係者が協議し，本人にとっての最善の利益を判断せざるを得ない場合があります。

　入所者のAさんが当センターに入所する前の学生時代の古い記録を読みました。当時Aさんは，問いかけに手を挙げて応えることができた，パソコンを使って意思決定することができたという記載がありました。Aさんの母親はよく，この子は自分で決めることができるとおっしゃっていました。しかし，今Aさんに何かを問いかけても，手を挙げて応えてはもらえません。

　施設では，食事の時間や献立，排泄ケアの時間や方法などがある程度決まっており，服を着る際は職員が選んだものを着ることも多いです。食べたいものを聞かれたり，排泄を知らせたりする機会が減り，発信がなくても本人の気持ちをくみ取り，必要なケアが充足します。発信する必要性や訴える余地がなくなってしまい，発信する意欲が低下してしまったのかもしれません。できていたことができなくなる，それは大変

残念なことです。

〈事業者以外の視点からの検討〉

　本人の家族や知人，成年後見人等の他，ピアサポーターや基幹相談支援センターの相談員等が，本人に直接サービスを提供する立場とは別の第三者として意見を述べることにより，さまざまな関係者が本人の立場に立ち，多様な視点から本人の意思決定支援を進めることができます。法的な権限をもつ成年後見人等には，法令により財産管理権とともに身上配慮義務が課せられています。事業者が行う意思決定支援においても成年後見人等が担う身上配慮義務と重複する場面が含まれています。意思決定支援の結果と成年後見人等の身上配慮義務に基づく方針が齟齬をきたさないよう，意思決定支援のプロセスに成年後見人等の参画を促し，検討を進めることが望ましいとされています。

　長期入所者には加齢に伴い，さまざまな症状が見られます。特に摂食機能の低下は，生命維持に直結します。自分で動くことができず，楽しみの得にくい重症児（者）にとって，食事の楽しさ，おいしいものを食べる喜びは大きいものです。摂食機能が落ちてきた時は，食事の形態を変えたり，ひと匙の量を減らしたり，姿勢管理を徹底したりするなどし，何とか経口摂取を継続できるように働きかけます。しかし，誤嚥のリスクが高くなってくると，経管栄養も視野に入れていかなければなりません。そこで，誤嚥のリスクが見えてきたころから，少しずつ家族に説明し，本人に理解を求め，了承をしてもらう必要が出てきます。このような場合，今までは経管栄養に向けて家族の理解を得る方向で，説明を中心にしてきました。しかし，何度説明しても，栄養は口から取らなければならないと考える家族もいます。誤嚥の危険性をなかなか理解できず，隠れて食べさせたり，咳込みやむせ込みを隠そうとしたりします。

　また，てんかん発作や強い緊張，呼吸状態の悪化などさまざまな症状の緩和や治療が必要となることもあります。がんなど，生命予後の厳しい病気になることもあります。そのような時も，生命の尊重や苦痛の緩和の視点をもって方針を選択していくのですが，本人の意思が確認できない場合，家族への説明は説得になりやすく，本人や家族の意思決定支援には及ばない側面がありました。

　当センターでは，治療方針に迷った時に，治療検討会を開き情報共有をすると共に，さまざまな角度から話し合い，相談し合っています。入所者の重度化・高齢化に伴い，人生のエンドステージをどのように過ごし，どのような治療選択をしていくかなど，治療検討会に求められることは大きくなっており，今後検討会のメンバーや会のあり方などを再考する時期に来ていると思います。

　さらに，意思決定支援を進めていくに当たり，利用者が示すサインを引き出し，発信の機会をつくり，発信意欲を向上させる取り組みが必要です。家族にも利用者にとって最善の選択ができるような情報提供と情報共有を行い，合意して選択していけ

るように支援しなければなりません。そのためには，相談し共に考えることのできる意思決定支援プロセスの専門チームが必要であると考えます。

引用・参考文献
1）厚生労働省社会・援護局：障害福祉サービスの利用にあたっての意思決定支援ガイドライン（平成29年3月31日）（障発0331第15号）

5 コミュニケーション

第6病棟 療育長
藤井智子

重症心身障害児（者）にとってのコミュニケーションとは

　コミュニケーションは，社会生活を営む人間の間で行われる知覚・感情・思考の伝達であり，意思の疎通，双方向で意思が伝わることを示しています。社会生活には欠かせません。重症児（者）たちは，生活の大半が支援を受けて成り立ちます。支援に支援者と要支援者との間でかかわりを深め合い，本人の発するサインを受け取ることが必須であり，支援行為はそこから始まるものです。

　以前は日常生活動作が一人でできることを「自立」と考えました。それでは，重症児（者）が「自立」することは困難です。しかし，自分で服を着ることはできなくても，どんな服を着たいか伝えることができる，つまり「自分のことを自分で決めることができる」ことを「自立」と考えるように，とらえ方が変わってきました。そこで，何らかの手段で相手に自分の意思を伝えること（コミュニケーションすること）が重要な課題となりました。

利用者に見られるコミュニケーションの特徴

　コミュニケーションツールとしては「言語的コミュニケーション」と「非言語的コミュニケーション」に大別されます。
　利用者の多くは「非言語的コミュニケーション」により，要求の伝達や感情の表出を行っています。その手段・方法としては，表情，発声，うなずき，まばたき，頭や指・舌や口唇など身体の動きなど，さまざまです。意思の表出があいまいで弱いことが多いため，感情を表したり要求を伝えたりする力が育っていない場合もあります。

また，伝えたいことがある時に，強い筋緊張が生じることもあります。動きの中には，随意であるのか不随意であるのか見分けがつきにくく，随意であったらどのような意味があるのか，見極めることが難しい場合も多々あります。

　言葉を発することができても，パターン的な会話が中心で，パターンの変更への抵抗が強く，自分の好きなもの，興味のあるものについての会話しか成立しない場合もあります。パターン的な会話は，本人にとっては精神的安定に結びつきやすく，一見コミュニケーションが取れているようにも見えますが，さまざまな事象，活動への興味を引き出しにくい難しさがあります。

コミュニケーションを進めるための配慮

環境を整える

　利用者が自分の意思を伝えやすく，またその意思を適切に理解するため，次のように環境を整えます。
・周囲に騒音・雑音を作らない。
・コミュニケーションを取る場合，利用者の視聴覚機能に配慮し，随意的に動かせる身体部位が優位に動かせるよう，ポジショニングを整える。
・必要に応じてスクリーンを使用したり別室に移動したりする，声の大きさを考えるなど，周囲に対するプライバシー保護を考慮する。

個別のコミュニケーションサインを見つける

　障がいが重くても3つのサインの表出があると言われています。1つ目は「注意を引く」で，笑う，泣く，見つめるなど他者に何かを訴えたい時に使われます。2つ目は「受け入れ」で，笑う，声を出すといった行動で理解できます。3つ目は「拒否」で，泣く，体を激しく動かすなどの行動で示されます。

　しかし，重症児（者）の発声や行動，身体の小さな動きに意味を見いだすのは大変困難です。そのような時，勝手に意味づけをしたり大きな誤解をしてしまうことがあります。そのため，認知レベルに合わせた働きかけをし，よく観察します。できるだけ複数の目で観察しましょう。

利用者のペースに合わせ，丁寧に応対する

　コミュニケーションは呼名やあいさつから始まります。また，利用者の年齢や場面に応じた言葉遣いをします。

　利用者のコミュニケーションサインをキャッチした時には，途中で遮らずに最後まで傾聴・受容しましょう。なお，サインの出し方はその日の体調だけでなく，加齢などによる心身の変化も関与します。

　必要に応じて，伝える力をサポートする補助具を用意します（**資料1**）。

資料1　当センターで利用しているコミュニケーションエイドの紹介

名称	説明	名称	説明
スイッチ接続用マウス	パソコンのクリックをスイッチで行うために、スイッチ接続用の穴をつけたマウス。	らくらくマウス	ダブルクリックやドラッグがそれぞれのボタンで操作できるマウス。カーソル（矢印）はジョイスティックで操作する。
ビッグスイッチ・ジェリービーンスイッチ	最もよく使われるシンプルな押しボタンスイッチ。直径13cmのビッグスイッチと直径6cmのジェリービーンスイッチのほか、直径3.5cmのスペックスイッチなどがある。	トーキングエイド	50音の電子文字盤タイプのコミュニケーションエイド。入力した文字を読み上げてメッセージを伝える。
パソコン	スイッチで楽しめるゲームソフトやコミュニケーションボードをつくるソフト、言葉の訓練に使うソフトが入っている。デスクトップ2台、ノート3台がタッチパネル式。	レッツ・チャット	スイッチを使ったスキャン（順番に文字を選んでいく）で操作するコミュニケーションエイド。スイッチで文字が入力できるが、直接文字を押しての操作はできない。
iPad・iPad mini	さまざまなアプリが入っているタブレット端末。50音の文字盤や、絵カードを使えるコミュニケーション用アプリもある。	ステップバイステップウィズレベル	音声を録音・再生することができるコミュニケーションエイド。連続していくつものメッセージを録音できる。

職員同士のコミュニケーションを密にとる

　利用者のコミュニケーションサインについて、職員間での情報共有は大切です。コミュニケーションを支えるため、職員同士が情報交換を行い連携していることが求められます。利用者の思いに近づくために、職員同士は常に情報を共有しましょう。

大切なコミュニケーション

　子どもは養育者とのかかわりの中で、要求しそれをかなえてもらい満足するという体験をします。また、感情を共有することで好みや意思を示し、理解されるという経験を積みます。こうして「伝わる」「伝える」ということを学んでいきます。重い障がいがあると、表情や表現が乏しく、反応に時間がかかったりするため、このような体験が乏しくなりがちです。そのため、コミュニケーションをあきらめてしまうことがあります。重症児（者）の生活は、おむつを交換したり経管栄養を行ったり、体位を変えたりすることだけでも成立しているように見えるものです。しかし、言葉としての会話が成り立たなくても、言葉かけに笑顔を見せたり、状況の変化に緊張したり

することがあります。視線を合わせ，ゆっくりと発せられている言葉に耳を傾け，手やからだに触れ，気持ちを推し量りながら小さなサインを受け止めることの繰り返しをすることで，精神的な充足感を感じ安心感につながることがあります。

コミュニケーションの事例①

　Aさんは寝たきりで表情も乏しく，自分で身体を動かすことができません。生活のすべてに支援を受けて暮らしています。私たち看護師はAさんの呼吸状態を確認し，必要に応じて排痰を行い吸引したり経管栄養を行ったり，一日に何度もAさんに声をかけながら支援を行っています。ある日，しばらくぶりに母親がAさんに面会に来て，いつもの優しい声でAさんの名を呼んだ時，Aさんの眉間のしわがとれ眉間が開き，穏やかな表情になるのを見ました。私たちはさまざまな処置の前に声をかけますが，それは一方的な（返事を期待しない形式的な）呼びかけであり，Aさんが求めているものとは違っていたのかもしれません。また，Aさんは母親の声が分かり表情で喜びを表現したのです。

コミュニケーションの事例②

　Bさんは声が出せず，文字盤を使ってコミュニケーションをしています。慌ただしい病棟の業務の中で，一文字ずつことばを選ぶBさんの言葉を待つのは，時間がかかります。また，ある程度まで文字を読み進めると，言いたいことが分かることもあります。文字盤での会話は，言葉を話せる私たちにとっては十分すぎる時間があり，その先の会話まで予測できてしまいます。言葉を引き出すために，質問が多くなってしまうこともあり，言葉の量に大きな差ができることがあります。待つことも，文字の最後まできちんと指さしてもらうことも大事です。しかし，一番大切なことは，「会話がはずむ」ということ，すなわち思いを相手に伝える楽しさを共有するということです。

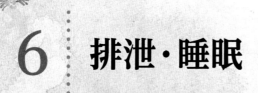

6　排泄・睡眠

元・第2病棟　療育長
星野抄織

睡眠に関するケアとポイント

　人にとって睡眠は，疲労を回復させるための基本です。質の良い睡眠は，疲労回復だけでなく，ストレス解消，身体の成長や日中の活動性を高めることにもつながります。しかし重症児（者）には，昼夜逆転や不眠などの睡眠障害を呈する場合が少なく

表1 睡眠日誌

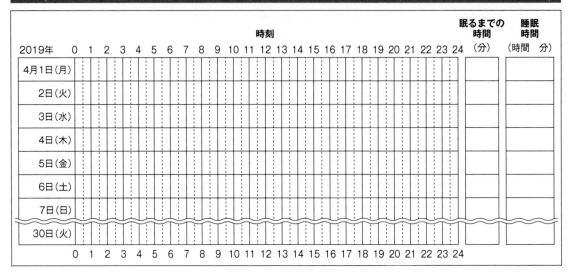

ありません。十分な睡眠がとれない場合，日中の活動性が低下し，夜間眠れないという悪循環に陥る可能性があります。質の良い睡眠のためには，睡眠環境を整えることが不可欠です。睡眠リズムが乱れている利用者に対しては，まずその原因を探ることから始めていきます。

睡眠の特徴を知る

まずは就寝・覚醒時間，睡眠の深さ，寝つき，目覚め，途中覚醒の有無などを記録して，評価します。睡眠パターンを知るためには，睡眠日誌（**表1**）を利用すると分かりやすいです。

生活リズムを整える

睡眠リズムを整えるためには，生活リズムを一定に保つことが重要です。整容，食事，日中活動，入浴時間などが規則的になるように調整します。

朝，覚醒を促すために，カーテンを開けて光を取り入れます。整容，朝食の後は日中活動などに参加し，日中の活動性を高めます。寝たきりの利用者であっても，車いすに乗車する，ベッドを挙上する，カーテンや窓を開け，光や風を感じられるようにするなど，個別性に合わせ，できる範囲で活動性を高める支援をします。

睡眠環境を整える

室内の明りや温湿度，音など快適な環境を整えていきます。

重症児（者）は体温のコントロールが苦手な人も多く，環境温度に左右されることも少なくありません。勤務している職員の感じる温度と睡眠中の利用者の感じる温度は違います。利用者をよく観察し，温度調節することが大切です。また，ベッドで眠る場合と床に布団で眠る場合の体感温度は違います。低体温の人，熱のこもりやすい人など個々に合わせてベッドや寝具なども選択します。

さらに，眠る場所も大切です。一人の方が眠れるのか，それとも誰かと一緒がよい

のか，状況を判断して安心して眠れる場所を提供します。

　眠る時にお気に入りのタオルを持って眠るなど，睡眠のために行う習慣があればそれができるよう支援します。

　睡眠環境を整える時，音に対する配慮も必要です。夜間の職員の足音や話し声，また，モニター類のアラーム音などは極力回避します。加えて，夜間の排泄ケアや吸引などのケアが睡眠を妨げる可能性のあることを認識しましょう。

排泄ケア

　人は食事から栄養を摂取し，人体に不必要なものを体外に排出する機能を持っています。人間にとって生命維持のために不可欠な機能です。また，人間の尊厳にかかわる行為であり，プライバシーや羞恥心への配慮など忘れてはなりません。

　排泄状況や排泄物により，健康状態を把握することにつながります。健康状態の把握と異常の早期発見という意味でも排泄ケアは重要な意味を持ちます。

　重症児（者）は，薬物の影響や運動不足などの影響で，慢性的な便秘を抱え，緩下剤や浣腸などを使用して排泄コントロールを行っている人が多い特徴があります。また，排泄行為が自立している人は多くはありません。一人ひとりの排泄パターンも一様ではありません。持てる力を生かしながらそれぞれの排泄習慣に合わせ，安全で快適な排泄のためのケアを提供することが重要です。

排泄習慣の把握

　排泄の自立の程度，排泄場所，排泄の間隔，尿や便の量・性状，排泄前後のサインなどの排泄習慣を把握することが，それぞれの利用者に適した排泄ケアへの第一歩です。

排泄に適した環境づくり

　まず，安全で快適な排泄環境を整えることが必要です。

　排泄はできるだけトイレで行うことが望まれますが，トイレでは，転倒などの事故を防ぐため，手すりを設置したり，滑りにくい床材を使用するなどの対策が必要です。車いすを使用する利用者もいるため，車いすでも動きやすい空間の確保も必要です。

　デイルームや居室など，ほかの利用者がいる場所でやむを得ず排泄ケアを行う場合は，カーテンやついたてなどを使用し，プライバシーの保護に配慮します。また，においや音に対する配慮も必要です。

　排泄ケアは同性介護が基本です。特に月経中は，女性が対応できるよう配慮します。

　排泄ケアを行う場合，不用意な言動を慎み，利用者の気持ちを傷つけないような配慮が必要です。失禁してしまった場合は，利用者の気持ちを傷つけないような声かけをし，ほかの利用者の目に触れないような場所での更衣を心がけます。

　外出時には，出先のトイレや設備を前もって調べ，利用者に不便のないようにします。

トイレでの介助の実際

　利用者に合った便器を使用します。必要に応じて，前傾姿勢を保持できるようテーブルなどを準備すると安定した姿勢を保てます。

　トイレは一人ひとりの排泄のサインに合わせて誘導します。サインが分かりにくい場合，排泄習慣に合わせて時間ごとに誘導します。

おむつ交換

●紙おむつの選択

　紙おむつやパッドなど各社から多種多様なおむつが販売されています。それぞれの製品の特長を踏まえて選択します。

　紙おむつのサイズは一人ひとりの体格に合わせて選びます。サイズに迷った場合には，小さいサイズの方がフィットします。重症児（者）の場合，個々の変形，拘縮に合わせた紙おむつのサイズ，パッドの当て方が重要です。

　夜間は睡眠を優先し，夜間のみ吸収量の多いおむつに変更するなど，昼夜の排尿量に合わせて選択します。

●おむつ交換の実際

　プライバシーに配慮した，介助に適した環境を整えます。

　交換用おむつ，清拭布，感染予防用のエプロン・手袋，汚物入れなど必要物品をそろえて利用者のところへ行き，声かけをしてから始めます。

　寝たきりの利用者のおむつ交換は2人介助が基本です。介助者の1人はおむつを交換しやすい体位に身体を支えます。もう1人が清拭をし，新しいおむつに交換します。

　清拭は，陰部から臀部に向けて行います。汚れがひどい場合には，強くこすらず，微温湯で洗い流します。

　尿や便のもれを予防するため，隙間を埋めるような当て方の工夫が必要です。ギャザーを立て，パッドが紙おむつからはみ出ないようにします。泥状便や水様便などの緩い便には，便を溜めるような空間をつくると漏れにくくなります。

　おむつを当てる目安として紙おむつの上部が腸骨部にかかるように着用します。また，臀部に比べて大腿部が細い人が多いので，紙おむつの面ファスナーで調整を行います。漏れを気にして締め付けすぎると，下肢の動きを妨げたり，ギャザーが圧迫されて皮膚トラブルの原因となったりするため注意が必要です。

7 更衣・入浴

元・第2病棟 療育長
星野抄織

更衣に関するケアとポイント

　衣類には，体温調節や外的刺激から身を守る重要な役割があります。衣類を選ぶ時には，季節や環境に合わせた配慮と共に，利用者自身の好みや要望を取り入れることが大切です。好みの衣類に着替えることで，楽しい気分ややる気を引き起こすことができます。気持ちよく一日をスタートするために朝はパジャマから普段着に着替え，また夕方にはパジャマなどに着替えています。この一日2回の更衣を大切に実施してきました。しかし最近，寝たきりの利用者の中には，更衣自体が負担になる人がいるように感じます。高齢化して変形拘縮も進み，骨折のリスクも非常に高くなっています。一人ひとりの状態に合わせた丁寧なケアだけでなく，着脱しやすい衣類の選択や加工，さらには更衣の工夫などが重要です。

衣類の用意

　日頃から利用者や家族と好みの衣類について相談しておきます。

　衣類の材質としては，肌触りや通気性がよく皮膚への刺激の少ないものを選びます。また，変形や拘縮のある利用者にとって無理なく着脱するために，伸縮性のある衣類が適しています。着脱しやすい介護用の衣類の活用を検討してもよいと思います。ゆったりして動きやすく，着脱しやすいということを考えてサイズを選びます。

　気管切開や胃瘻・腸瘻などの処置をした利用者，身体に変形・拘縮のある利用者には負担にならないよう工夫された衣類を用意します（**写真1**）。

　なお，素材によっては洗濯による縮みや色落ちが生じることがあり，ボタンが割れたり取れたりしてしまうこともあるため，着用前に衣類のチェックを行います。

着替え

　プライバシーが守られるよう，必要に応じてプライバシーが守られる場所に移動したり，ついたてやカーテンなどを利用したりして環境を整えます。室温にも気をつけます。

　まず，着替えを始めることを利用者に伝えます。利用者が衣類を選ぶ場合は，機能性，季節感，TPOに合っているか一緒に考えていきます。

　着脱の際は，利用者の持てる力を発揮できるように支援は最小限にとどめます。着脱が自立できている利用者の場合は，安全に配慮しながら見守り，終了時には声かけを行います。

写真1　工夫された衣類

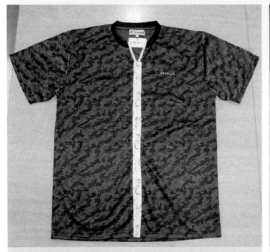

気管切開・胃瘻の処置をした利用者の服
えりぐりを大きくし，前あきに加工している

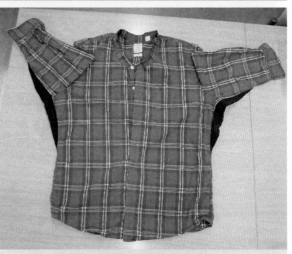

変形・拘縮の強い利用者の服
腕を無理に伸ばさなくても着脱できるように
両脇をプラスし加工している

　朝夕の更衣だけでなく，衣類が濡れたり汚れたりした場合はすぐに着替えましょう。また，気温の変化に合わせて調節します。

安全に着替えを行う

　ほとんどの利用者の骨がもろく骨折しやすいことを常に意識して，丁寧なケアを心がけます。運動機能（関節可動域や脱臼の有無）や骨の状態（骨粗鬆症の有無）などを把握して，無理な姿勢は避け，急激な力やねじれの力が加わらないようにします。麻痺のある利用者の場合，脱衣は健側から，着衣は患側から（脱健着患）が基本です。

　気管カニューレやチューブ類を使用している利用者の場合，着脱時に衣類と一緒に引っ張ってしまうことのないよう気をつけます。

　寝たきりの利用者の場合，1人が無理のないよう身体を支え，もう1人が着脱介助ができるよう，原則2人で介助を行います。

入浴に関するケアとポイント

　入浴は皮膚を清潔に保つことや体を温めることによって循環を促進し，新陳代謝を高める効果があります。また，爽快感や心身の緊張を和らげる精神面での効果も期待できます。さらに，利用者とのコミュニケーションの場でもあり，全身を観察する機会でもあります。

　ただし，入浴は血圧の変動を来しやすく，多くのエネルギーも必要とします。身体への負担を最小限とし，安全に配慮して実施する必要があります。一般的な入浴のリスクに加え，重症児（者）に特有のリスクを念頭に置き，安全な入浴環境をつくること

が必要です。さらに，入浴中は裸になることから，羞恥心への配慮も忘れてはなりません。

入浴の準備

　空腹時や食直後の入浴は避け，バイタルサインや全身状態を観察し，利用者が入浴可能かどうか判断します。

　入浴前に浴室と脱衣室を暖めておきます。急激な温度変化による血圧の変動を避けるため，季節を問わず浴室と脱衣室の温度差を小さくするように調整します。

　入浴開始時間に合わせて，40℃前後のお湯を湯船にためておきます。シャワーの温度も確認します。洗髪・洗顔・身体洗いに必要な物品（シャンプー・リンス・洗顔フォーム・ボディソープなど）を介護者の動線も考慮して使いやすい位置に準備します。入浴後に使用するタオル，衣類・下着・おむつ類は脱衣室やベッドに準備します。

　浴室までの移動は，自分で歩ける人の場合は危険のないよう見守りながら移動します。歩行が困難な人の場合は，車いすやストレッチャーを使用します。

　脱衣を行った後は，保温やプライバシーへの配慮のためタオルで身体を覆います。また，安全のために介助者は決してその場を離れてはいけません。

入浴中のケア

●一部介助が必要な場合

　自身でできることは，できるだけ自身でやってもらいます。介助者は，安全確保のため見守りを行いながら，最後に自身でできない部分を手伝います。

●全介助の場合

　必ず2人で介助を行います。開始前に利用者に声かけをします。

　利用者にシャワーやお湯をかける時は，介助者の手で温度を確認してから足元から少しずつ湯をかけていきます。

　顔を洗う時には，目・耳・鼻・口にお湯が入らないように注意します。寝たきりの利用者は流涎が耳に流れ込みやすいため，きれいに拭き取ります。

　頭や髪を洗う時には，まずお湯でしっかりと汚れを落としてからシャンプーをよく泡立てて洗います。髪の長い人や寝たきりで髪がもつれてしまっている人は準備の時にブラッシングを行うと，洗髪時に髪が引っ張られることなくスムーズに洗うことができます。

　身体を洗う時には，ボディソープをよく泡立て，タオルでゴシゴシ洗うことなく，泡を利用してなでるように優しく洗います。首やわきの下，変形してくびれている部分，いつも握り込んでいる手のひらや指の間などは汚れがたまりやすいため丁寧に洗います。背中を洗う時には1人の介助者が身体を支えて横を向いてもらい，もう1人の介助者が洗います。陰部や臀部を洗う時には専用のタオルを準備して，やさしく丁寧に洗います。

　全身をよく洗い流してから，湯船に浸かることを声かけし，浴槽に入ります。寝た

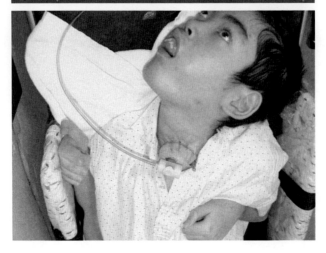

写真2　気管切開をした人の入浴

きりの利用者は頭や肩を支えます。座位を保持できる利用者の場合も，浮力によってバランスを崩しやすい状況にあります。浴槽内での安定した姿勢は，頭部が臀部より前に位置していてやや前傾姿勢を保てることが重要です。少し身体を動かしただけで浮力の影響を受け，バランスを崩す危険がありますので，介助者は必ずそばで見守ります。

　浴槽から上がった後はシャワーで全身を流し，その後着衣台に移ります。

　入浴時は全身を観察するよい機会ですので，意識して観察を行います。

●気管切開や人工呼吸器装着の人への配慮

　浴室に酸素と吸引器を準備し，すぐに対応できるようにします。

　入浴介助には必ず看護師1人が介助に入り，顔色や呼吸状態の観察を行いながら介助します。

　気管カニューレの周りにタオルなどを巻き，気管切開孔から水が入らないようにします。カニューレフリーの場合は，トラキマスクなどをテープで固定し，周囲をタオルで巻きます（**写真2**）。また，三角マットを使用するなどして上半身に角度をつけて気管切開孔への流れ込みを予防します。

　酸素を使用している場合は，移動や体位変換時に酸素チューブが引っ張られないように注意します。

　シャワーをかける時は足元からゆっくりかけ，浴槽にもゆっくり入ります。その際は気管切開孔に水が入らないよう細心の注意を払います。

入浴後のケア

　浴槽から上がったら，乾いたタオルを押し当てるようにして水分をよく拭き取ります。首・わきの下，陰部，指間などに拭き残しがないようにします。皮膚を傷つける原因となるため，タオルでこすらないよう気をつけます。全身を拭きながら皮膚状態だけでなく，全身の観察を行います。水分を拭き取った後に着衣を行います。

写真3　浴室の飾り

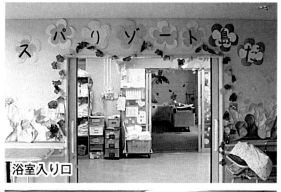
浴室入り口

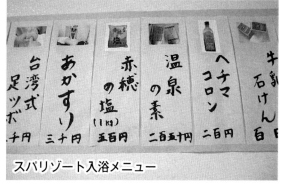
スパリゾート入浴メニュー

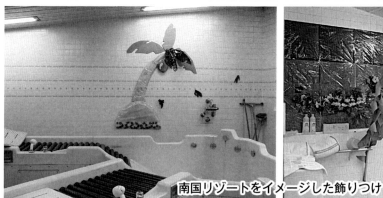
南国リゾートをイメージした飾りつけ

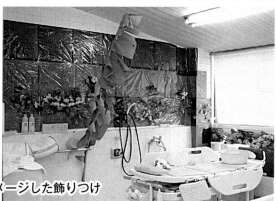

　髪もタオルでよく水分を拭き取ってからドライヤーで乾かします。ドライヤー使用時は必ず温度を確認し，一点に長い時間温風が当たらないように注意します。髪が乾いたら，利用者の希望も聞きながら髪形を整えます。

　入浴後，特に冬場は保温に努めます。

安全への配慮

　浴室の床は水や石けんなどで滑りやすくなっています。利用者の移動時など足元に注意し転倒を予防します。重症児（者）はてんかん発作や不随意運動などで思いがけない突発的な動きの出ることがあります。また，動くことのできる人や入浴が好きでない人は洗身台上で大きく動く場合があります。転落の危険もありますので注意が必要です。

　浴室での事故は大きな事故につながる可能性があるため，介助者は利用者から決して目を離してはいけません。

プライバシーへの配慮

　入浴は同性介助が基本です。タオルをかけ，必要以上の露出を避けます。入浴中は介助職員以外は入室しないように心がけます。

環境づくり

　常に清潔が保たれるようにします。また，心地よい時間を過ごしていただけるよう，浴室内の装飾（**写真3**）や音楽をかけるなど工夫が大切です。

8 整容，装い

元・第2病棟 療育長
星野抄織

療育部
岩井　理

整容

　整容とは，「身だしなみを整える」こと，つまり洗面，歯磨き，整髪，ひげそり，爪切りなどのことです。一日の始まりに身だしなみを整えることは，気持ちよく一日を過ごすためのスタートとして大切なことです。また，毎日の生活にリズムをつくることにもつながります。

洗面

　毎朝，朝のあいさつをしてから始めます。洗顔を嫌がる人には無理強いは避け，その人に合った対応を工夫します。

　洗面所で行える人は，声かけをして洗面所へ誘導します。洗面所では，床が濡れていると滑って転倒事故につながってしまうため注意が必要です。

　洗面所に行けない人には，声かけをしてから，温かい濡れタオルで丁寧に拭きます。タオルの温度が高すぎないよう，必ず温度を確認してから行います。目頭や目じり，鼻翼部などは汚れがたまりやすい部分であるため，意識して拭きます。洗面後は必要に応じて，スキンケアも行います。

　終了時は，「きれいになりましたね」「さっぱりしましたね」などの声かけをしましょう。

口腔ケア

　口腔ケアは，経口摂取の有無にかかわらず，全利用者を対象に実施しています。経口摂取を行っていない人は「舌などを動かす機会の減少や唾液分泌量の低下などから自浄作用が低下しており，細菌が繁殖・滞留しやすい口腔環境となっている。誤嚥性肺炎の予防の観点からは，経口摂取が可能な者よりも，経口摂取を行っていない者にこそ口腔ケアが必要とされるケースは多い」[1]と言われています。このため，経口摂取を行っていない人にも毎日継続できるケアを実施します。

　声かけをしてから始めます。重症児（者）は，すべてを一人で行うことは難しく，職員によるケアが必要です。ただし，一部分でも自分でできる人の場合，できることはやってもらいます。自分で歯磨きをする人は，安全に配慮しながら磨いていただきます。その後に磨き残しがないか確認をし，仕上げを行います。

　口腔周囲や口腔内に過敏のある人の場合は，いきなり歯ブラシを口腔内に挿入すると拒否行動を起こすことがあります。その場合，まずはマッサージを行ってから（脱

感作）歯磨きを始めます。歯磨きを行う場合，口唇排除（歯肉と頬の間に指を滑り込ませ，頬を外側に少し引っ張りながら歯肉と歯をよく見えるようにする方法）を行い，口腔内を観察します。虫歯や口内炎の有無，さらに歯が欠けたり脱落したりしていないかなども確認します。乳歯が抜け替わる時期には自然抜歯の際に，誤飲しないように日々の観察を行い，早めに対応しましょう。歯ブラシを噛んでしまう場合は，無理に抜こうとするとさらに緊張が入ってしまい抜けなくなります。リラックスできるような声かけを行い，力が抜けたところで引き抜くようにします。

うがいにはコップとガーグルベースンを準備します。

うがいができない人は，次のような方法で行います。歯磨きをする際，歯ブラシについた汚れをこまめにコップの水ですすぎます。口腔内に残った汚れは吸引器で吸い取ります。最後にガーゼなどを使用して水分や汚れを吸い取ります。

終了時は終わったことを知らせると共に，「すっきりしましたか」「よく頑張りましたね」など声かけを行います。

歯ブラシは使用後よく洗って乾燥させ，定期的に交換します。月1回程度を目安としますが，毛先が広がってしまうと汚れが落としにくくなりますので，毛先が広がったら交換します。

重症児（者）には口腔ケアを嫌がる人も少なくありません。一人ひとりの口腔内の特徴を確認し，本人が受け入れやすい部分からブラッシングを行い，敏感な部分は最後にブラッシングすると受け入れられやすくなります。また，歯科医師や歯科衛生士と連携をとり，一人ひとりの口腔内の状態を確認しながらケアを行うことでより効果が上がります。

整髪

個人用のブラシを準備し，希望を聞きながら髪形を整えます。ヘアアクセサリーを使用する場合は，落下時の事故やけがなど安全面への配慮も必要です。

寝たきりの人は，髪がからまったり寝癖がついたりしてしまう場合があるため，丁寧にブラッシングを行います。

整髪料を希望する場合，香りやアレルギーの有無，皮膚の状態にも注意します。

また，定期的に理容師，美容師によるヘアカットを行います。利用者や家族の希望を理容師，美容師に伝えてカットしてもらいます。

ひげそり

個別にシェーバーを準備し，清潔に使用するために水洗いできるものを選びます。使用前に，刃のあたり具合など確認してから安全に注意して行います。また，シェーバーの充電や刃の交換，清掃など定期的にメンテナンスを行います。

ひげそり前後に皮膚の状態を確認し，クリームやローションなどを用いてスキンケアを行います。

資料1　爪切りマニュアル例

A様爪切りの注意点

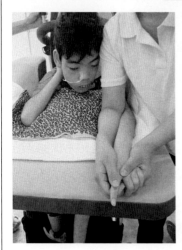
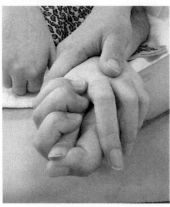
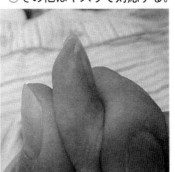

○1人の職員が腕全体を押さえる。

○指の腹を下に下げて指を上下から見て**切れる範囲を確認し**切る。
○その他はヤスリで対応する。

B様爪切りの注意点

○やすりで行う。爪が薄く柔らかいため，爪切りは使用しない。
○やすりの後はハンドクリームや乳液などを爪母に塗って乾燥を防ぐ。
　（爪を作るには爪母の部分に潤いを与えることがポイント）
☆巻き爪への対策
　爪は丸くしない。**肉に食い込んでいる部分の爪を伸ばす**のがポイント。

爪切り

　衛生面やけがの予防のため，1週間に1回を目安に爪切りを行います。突然大きく動くことがあり，事故防止のため，2人介助が望ましいです。また，利用者一人ひとりの爪切りの注意点をまとめたマニュアルを作成し，活用しています（**資料1**）。

　爪が変形していたり，薄く割れやすかったり，爪と皮膚の境目が分かりにくかったりするため，安全に留意して爪切りを行います。巻き爪を予防するため，スクエアカットを心がけます。爪切りの使用が危険な場合や小さく爪が薄い方の場合は，やすりで整えます。

整容の注意点

　ひげそりや爪切りなど刃ものを使用する場合，感染予防のため個人用のものを準備します。

　ひげそりや爪切りの音に驚く場合がありますので，声かけを行ってから始めます。

訪問美容

　利用者の整容において，コンスタントなヘアカットも大事な要素ですが，洗髪や整

髪など日々の手入れのしやすさばかりを優先すると，利用者の思いや個性を尊重する視点がおろそかになってしまい，職員の都合や好みが色濃く出たヘアスタイルになっていきます。特に女性利用者には，一人ひとりのおしゃれ感覚を大切にしつつ，よりよい「ヘアカット」のあり方を模索していきましょう。

望ましい美容のあり方

　当センターでは，長年にわたり女性利用者のヘアカットは美容師ボランティアによって行われてきました。しかし，年々ボランティア確保が難しくなったことを契機として，有料の訪問美容師グループへと全面的に移行しました。そして，限られた時間の中で多人数の利用者のカットを行っていた窮屈さや慌ただしさを解消すべく，美容そのもののあり方を根底から見直すことにしました。支援をする上で次のようなことを大切にしています。

・利用者の心身に「高齢化・重症化・医療度増加など，さまざまな経年変化が生じていきます。利用者のペースに配慮しながらゆったりと安全安楽にヘアカットを受けることができるように，少人数での実施に整えます。
・髪を切ることだけを目的にするのではなく，美容室に出かけ美容師とのふれあいを感じながら，ヘアスタイルを通しておしゃれを楽しみ喜びを感じられるように，ゆったりとリラックスできる環境づくりを心がけます。
・利用者本人が言葉でヘアスタイルを表現することが難しい場合などは職員の意見によって進めがちですが，利用者本人の好み・家族の要望・日中のポジショング・動き・髪質・肌質などからどのようなヘアスタイルがよいのかを総合的に考える姿勢が大切です。

当センターの訪問美容の取り組み

　利用者の個性が輝くヘアスタイルをカットとブロー仕上げで実現するようにしています。無条件に短髪に固執せず，ナチュラルでエレガントなヘアスタイルを目指し，また「美容室へのお客様」として丁寧に迎え，美容中の会話（声かけ）を大切にしています。利用者・家族の思いを受けとめ，美容師と職員との意思疎通を図りながら，利用者ニーズに即した美容時間を実施しています。少人数制で「病棟に美容室がやって来た」をコンセプトに，ゆったりとコミュニケーションを楽しみながらのカットです。どの病棟も，美容室空間をつくり出すよう，飾りつけや看板設置・美容ユニフォーム着用など，創意工夫を凝らしています。

　訪問美容師グループとの連絡調整は，全体窓口1人・現場窓口1人を配置し，年間実施日の立案や急な変更などにも臨機応変に対応できる体制をつくっています。1回につき5〜10人の利用者，1人あたり15〜20分間の美容時間を隔月に設定します。訪問美容師は10人の登録美容師からローテーションで1〜2人が訪問しています。

　訪問美容を実施する日の一日の主な流れは，美容室準備・カット・入浴・（ブロー

仕上げ)・美容室片付け・ミニミーティングとなり，職員と連携協働の下で進めていきます。

　美容室サポーターとして，職員1人・ボランティア1人を配置します。職員は，利用者と美容師との橋渡し役として双方に必要な情報を正確に伝えながら，利用者が心身共に過度に緊張することなく美容時間を楽しむことができるように細やかに支援します。ボランティアは美容室内の物品準備や清掃だけではなく，利用者への声かけなどでリラックスできる雰囲気づくりにかかわります。

　美容師の支度・休憩の場所を確保します。実施後は水分補給などができるようにいすとテーブルを置き，ロッカーには私物を置くことができるようにします。

　美容代金は利用者の口座引き落としによる自己負担です。

　美容に必要な物品は，美容師が持参します。感染対策上，タオルやケープ類のクリーニングは当センター負担で行います。また，美容師の健康チェックや必要に応じた器具の消毒・感染予防衣の着用など，一連のルールは「覚書」としてまとめています。

　美容に必要な基本情報として「利用者名・動きの特徴・かかわり方の配慮・なりたいヘアスタイル・地肌トラブルや髪のお悩み」などを「個別のヘアケアカード」(**資料2**)としてまとめておきます。

　家族には，実施後に「美容室だより」(**ダウンロード**)を発送し，カットの様子(写真)や美容師・職員からのコメントも掲載しています。

　美容終了後に「ミニミーティング」を必要に応じて実施し，反省や要望など，また利用者・家族・職員からの感想や評価などを伝え合い，日々の情報交流を行います。

資料2　個人のヘアケアカード例

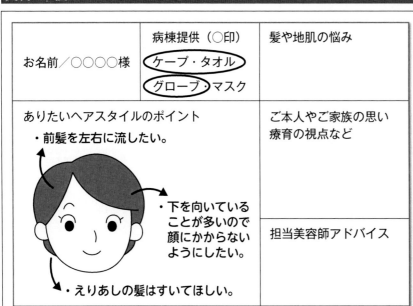

今後に向けて

　当センターで訪問美容を導入した結果，一人ひとりの利用者の美容時間にゆとりが生まれました。美容を楽しみに待つ・当日は早々と美容室に向かう・美容中に穏やかな表情になる・カットした後のヘアスタイルに声がかかる…など顕著な変化を見せる利用者の様子が職員の喜びにもなっています。今後は，男性利用者の理容の見直しにも着手しつつ，利用者自身のヘアスタイルであるという当たり前のことを大切に考えたかかわりを，よりよい支援に成長させていきたいと思います。

〈執筆協力者〉訪問健美理美容・すぎなみ

島田療育センター　療育部　療育主任　**宮沢直美**

引用・参考文献
1）田中信和，宮本昌子：誤嚥性肺炎予防のための口腔ケア，北住映二他編：重症心身障害児・者　診療・看護ケア実践マニュアル，P.239～242，診断と治療社，2015．

装い

　装うことは，単に衣類による体温調節や身体の保護だけにとどまらず，個性の表現や社会との調和などの役割があります。また，装うことによって気分を切り替え，充足感を味わうこともできます。利用者本人や家族の希望を聞きながら，ゆったりくつろぐ，身体を動かす，外出する，季節感を出すなどそれぞれの場面に合わせ，その人らしい装いになるよう支援していきます。

ハレの日の写真撮影「しまだフォトスタジオ」

　利用者の生活支援に日々向き合う時，それは一人ひとりの人生にかかわるという大きな意味を含んでいます。ライフステージを意識し，人生のセレモニーに即した支援を大切にしています。当センターでは，「成人・還暦・古希のお祝い」を年1回開催しています。その際，晴れ着を着て記念撮影を行うことができる「しまだフォトスタジオ」を設置しています。利用者本人や家族（後見人）の思いを優先しながら，人生の大切な節目を記念フォトアルバムという形にし，思い出に残る一日となるように支援を行っています。

基本的な流れ
●利用者・家族（後見人）の意向確認

　成人・還暦・古希を迎える利用者を対象に，「しまだフォトスタジオ」の取り組みを知らせます。希望の有無を確認し，「有」の場合には以下に沿って，「無」の場合にはどのように当日を迎えたいかを具体的に把握し，職員主導にならないように留意してそれぞれの意向に即して準備を進めていきます。

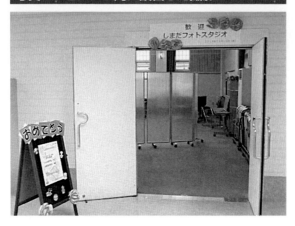

写真1　センター内に設営した撮影スペース

● **外部業者との打ち合わせ**

　着物・袴・ドレスなどの衣装レンタルおよび写真撮影は外部の専門業者と連携して行います。利用者の好みの色柄をカタログなどで確認し，3～4着の候補から利用者が選びやすいように支援します。同時に，メイクやヘアスタイル・履き物や髪飾りなどの小物類にも嗜好が反映されるようにします。

● **撮影スペースの設置**

　式典当日の慌ただしさや利用者の疲労を和らげるために，センター内にフォトスタジオを設置して，式典とは別の日に写真撮影を行います。センター内であっても写真館と同じ撮影スペースを設営することで，地域の写真館に自由に外出するイメージを大切にして，日常の生活の中に無理なく組み入れることが可能となります（**写真1**）。プロのスタッフがヘアメイク，着付けから撮影までを2時間を目安に行います（**写真2**）。職員がその場に同行し，コミュニケーションやポジショニング面をサポートすることで，利用者・業者・職員の三者が安心安楽に行うことができます。また希望があれば，家族が参加して家族写真を撮る機会にもなるようにしています。

● **アルバム作成・納品**

　撮影した写真データの中から，アルバムに使用する写真を利用者と共に数カット選びます。アルバムには，既存の写真の中からお気に入りや思い出深い1枚を挿入し，利用者のあゆみが感じられるような仕様にします。式典当日に間に合うように納品してもらいます（**写真3**）。

● **代金支払い**

　「しまだフォトスタジオ」は有料です。家族や後見人から業者に直接代金を支払うこととしています。衣装レンタル・着付け・ヘアメイク・撮影・アルバム作成を網羅した定額制をとり，オプション制にすることでの料金設定の煩雑さを解消しています。

今後に向けて

　「しまだフォオスタジオ」の取り組みを通じて，職員は利用者一人ひとりの人生に

写真2　写真撮影の実際

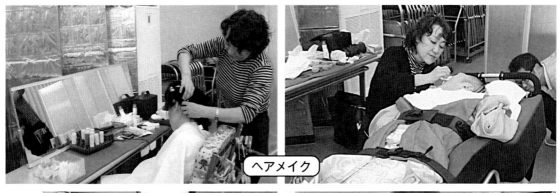
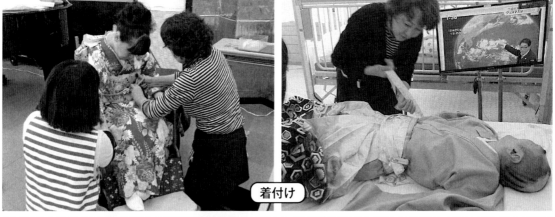
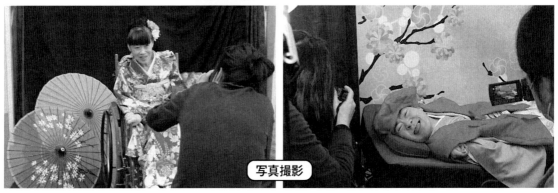

ヘアメイク／着付け／写真撮影

写真3　完成した記念アルバム

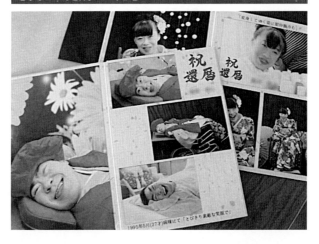

向き合うことの大切さと責任を改めて実感します。それは同時に，家族のこれまでの歩みや思いを知ることにもつながります。実際にアルバムを作った利用者は，完成したアルバムをいつも身近に置き，何度も何度も眺めては穏やかな表情を見せています。その表情に出会う職員もまた笑顔になり自然に会話が増え，両者の間に温かな時間が流れていきます。

人生のセレモニーに着眼した「しまだフォトスタジオ」の取り組みは，単調になりがちな施設の生活において，期待感や高揚感を持って過ごす一助となるようにさまざまな場面に応用していきたいと考えています。誕生日の記念に，ファッションショーとして，セレモニーやイベント，日中活動の一環としてもその応用の幅が広がります。豊かな生活の一コマとなるよう，施設という枠にとらわれずにお楽しみの選択肢をより多く用意していきたいと考えます。

9 食事

療育部 副部長
摂食嚥下障害看護認定看護師
舟田知代

食事は，命を守る上でとても大切です。まず，バランスのとれた必要な栄養を摂取することから始まり，体内で消化・吸収・代謝が行われることで活力源となり，健康促進・成長促進へとつながります。命の源である食事は，同時に「こころの栄養」でもあります。食事の時間を楽しく・穏やかな気持ちで過ごしていただけるように，食事場面を整えていきます。利用者個々の摂食嚥下機能を正しく理解し，本人や家族の思いを大切にしながら十分な検討の上で「食事」を考えましょう。

食事の内容

毎日の献立は，バランスのとれた栄養でかつバラエティーに富んだもの，またできるだけ利用者の嗜好に合ったメニューであるように，また，季節や行事の楽しみに配慮した色彩や盛り付けの工夫があるように，栄養管理部との連携を密にします。アレルギー体質の利用者の食事は，その都度「アレルギー表示カード」を確認して，介助に入ります（**写真1**）。

利用者の食事の形態や量については，言語聴覚士が行う摂食機能評価を踏まえ，多職種間で意見交換を行い，医師の指示の下提供されています（第2章「3．呼吸，食事，ポジショニングの工夫 食事形態」〈P.106〉参照）。一度に食べると嘔吐してしま

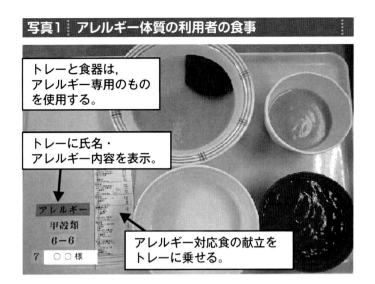

写真1　アレルギー体質の利用者の食事

- トレーと食器は，アレルギー専用のものを使用する。
- トレーに氏名・アレルギー内容を表示。
- アレルギー対応食の献立をトレーに乗せる。

う人や食事に時間がかかり疲れてしまう人は，NST（栄養サポートチーム）で相談しながら，補食を利用して食事の量を調整したり分割食にしたりして，一日に必要な栄養が無理なく摂取できるようにします。補食には，経管栄養剤のほか，カロリーやタンパク質，鉄や亜鉛などの微量元素の摂取を目的とした補助食品を摂取します。

　病状によっては治療食が提供されることがあります。禁止されている食材や積極的に取らなければならない食材などの理解を深めましょう。

食事の進め方

　栄養科で調理された食事は，保温保冷車で病棟やデイケアセンターに配膳され，食べるまで適温が保たれます。食中毒を予防し，安心しておいしく食べていただくためにも，調理後2時間以内に利用者に提供します（「大量調理施設衛生管理マニュアル」に基づく衛生管理）。また，食事の環境が，利用者個々に落ち着いて食事ができる場所か否か配慮します。

　食事の具体的な進め方は次のとおりです。

①食事時間であることを伝え，それぞれの方法で食事に向けての準備をします。職員と共に準備や後片付けなどができる利用者については，できる限り一緒に行うようにします。食事のポジショニングは，利用者の体形に合わせ，かつ摂食機能を十分に発揮できるような姿勢を工夫します。また，同時に介助者も安定した姿勢をとるようにします（**写真2-①②**）。

②手を洗ったりタオルで拭いたり，髪の毛を整えたりします。

③静かで，ゆったりとした雰囲気を提供します。たとえ，食事をする場と今までの活動の場が同じであっても，カーテンや音楽・テーブルセットなどを上手に工夫して「食事の場」を作ります。また，一対一でかかわることのできる大切なコミュニケー

写真2　食事中のポジショニング

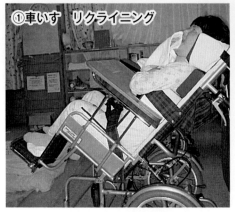
①車いす　リクライニング

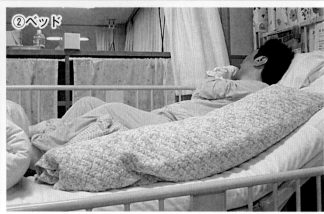
②ベッド

ションの機会であることを認識しましょう。

④食器，テーブルクロス，エプロンなどは明るく清潔感のある物を選びます。

⑤職員（介助者）は清潔なユニフォーム着用を心がけ，髪の毛で食物を汚染しないように気をつけます。介助前に石けんで十分に手を洗い，介助する手が感染症を媒介しないように，食事介助の後にも手洗いを厳重に行います。

⑥自分が介助をする利用者の食事トレイの名前を声に出して確認します。また，食事内容（形態・量・アレルギー）が間違っていないかを確認します。

⑦食事中に必要な食具は，利用者が食事を始める前に準備し，途中で何回もその場を離れることのないように心がけます。

⑧食事の始まりを話し，お膳を見てもらいながら献立を説明します。献立や当日の体調によっては利用者の摂食機能に不適切な物もあるので，ほぐしたりつぶしたり切ったり増粘剤を使ったりして最終調理します。

⑨食事前後の内服薬については，声を出しダブルチェックで本人確認をします。内服薬は，食事に混ぜると食事の味が変化し，確実に内服できないことがあります。食事に混ぜず，利用者個々に合った方法で確実に内服してもらいましょう。万一，誤薬があった場合には直ちに責任者に報告しましょう。

⑩利用者の口の開き・食物の取り込み・口の閉じ方・舌の動き・咀嚼・嚥下など，摂食機能を観察しながら，その機能を活かす介助を行います。口周囲の緊張をほぐすバンゲード法（第2章「3．呼吸，食事，ポジショニングの工夫　バンゲード法（筋刺激訓練法）」〈P.107〉参照）を行う人もいます。

⑪自分で食べる方には，少しでも食べやすくなる工夫をします。利用者の持っている力を最大限に活かした介助をします。利用者の食べるペースに合った介助をし，途中で職員（介助者）の手が替わらないように配慮しますが，やむを得ず交替が必要な場合は，その旨を利用者に断ります。必要に応じて食事中の体調の変化・摂取量・食欲の様子・観察事項を記録に残します。

⑫食事中は利用者が興奮して緊張したり，気分が沈んだり，笑いすぎて呼吸が乱れたりしないように食事のメニューや当日の出来事など話題に配慮し，楽しい食事時間を過ごします。食事のマナーは，利用者自身や周囲の人たちが気持ちよく食事をとるための配慮です。利用者に対しては，強制ではなく優しく見守ったり促したりして少しずつ理解してもらいます。

⑬誤嚥を防ぐには，利用者に適した食形態であるか・介助方法は適切か・体調はどうかなどの検討が日常的に行われていることが大切です。また，一口ごとに飲み込みができているかを確認しながら介助を行うことが重要です。特に体調の悪い時は決して無理をしてはいけません。

⑭食事が終わったら「おいしかったですか」「おなか一杯になりましたか」などと話しかけ，満足感を共有します。

⑮食後は歯磨きをします（「8．整容，装い　口腔ケア」〈P.36〉参照）。

⑯食後は利用者に合ったポジショニング・時間で食後の排気を十分に行います。また，食後のくつろぎを大切にし，環境を整えます。利用者の周辺や車いす，床などが食物で汚れていないかを確認し，清潔を保ちます。

禁食・禁乳時の配慮

　手術や検査のために，禁食・禁乳になることがあります。どなたが何時から禁食になるのか職員間での連絡を密にして間違いのないよう十分に注意しましょう。利用者には禁食・禁乳になることを事前に説明しておきます。また，他の利用者が食事をしている際には場所を移し，気持ちが食事に向かないよう配慮します。

　嘔吐や発熱等で体調不良の場合にも禁食・禁乳になる場合があります。禁食・禁乳が長く続かないように，体調を確認しながら医師と共に食事や経管栄養再開の時期を相談していきます。また，長引く場合には，点滴での栄養管理も相談していきます。

経管栄養

　経管栄養は，利用者にとっての「食事」であることを念頭に置き，次のような配慮を行います。

- 「いただきます」「ごちそうさま」のあいさつや，食事場面に合った和やかな雰囲気づくりを行う。
- 食べたい気持ちが強い利用者の場合は，経口摂取をしている利用者の食事場面が見えないようにする。

経管栄養の方法（ダウンロード）

　経管栄養法にはそれぞれ利点や注意点があり，取り扱い方法が異なります。

●経管栄養時の姿勢
　経管栄養を行う際は，車いすや座位保持いすなどを使用した座位・三角マットやギャッジアップベッドなどで上半身を少し挙上した仰臥位や右側臥位が適しています。しかし，体の変形などの理由で左側臥位や腹臥位の方が適している人もいます。誤嚥検査の結果を踏まえ，医師やリハビリスタッフと共にその人に合った姿勢を検討する必要があります。

●注入の速度
　胃に注入する場合，通常は30分位を目安に速度を調節します。腸に注入する場合は，ゆっくり注入する必要があるので注意が必要です。必ず経腸ポンプを使用し指示された注入速度で行いましょう。なお，胃に注入する場合でも経腸ポンプを使用する場合があります。

●注入する物の内容
　経管栄養剤はさまざまあり，何種類かの栄養剤を組み合わせて1日に必要なカロリーと栄養素，水分が摂れるようにしています。経管栄養剤のみでは摂取できない微量元素もあり，また，胃食道逆流症などの予防のため，食事注入することもあります。

チューブ類の取り扱い
　顔や手を動かすことができる利用者は自分でチューブを抜いてしまうことがありますので，見守りを十分行います。また，体位変換時や移動・移乗時に職員がチューブを引っ掛けて抜いてしまうこともあります。身体を動かす前には，チューブ類がどの位置にあるか，チューブを固定するテープが剥がれかけていないかを確認の上，十分に注意して行います。チューブや胃瘻ボタンの脱落や抜けかかっている状態を発見した場合はすぐに看護師に報告しています。

　チューブ類が抜けてしまった場合には，再挿入が必要になりますが，利用者に苦痛を与えます。また，十二指腸チューブはレントゲン透視下でないと挿入できないため，利用者への負担はさらに大きくなります。これらを念頭に置いた上で，チューブ類は慎重に取り扱うようにします。

経管栄養を導入する際の配慮
　食べることが難しくなった利用者に対しては，経管栄養の導入を検討します。食事は，利用者にとっても家族にとっても大切な楽しみの一つですから，経管栄養導入の話をすると非常に戸惑います。職員は，利用者や家族の思いを受け止め，今後どうすることが利用者にとって最善であるかを一緒に考える姿勢を持つことが大切です。

　経管栄養を導入することは，経口摂取を中止することだけが目的ではありません。経管栄養で栄養状態を整え，リハビリスタッフや医師と話し合いながら，経口摂取の再開・継続を検討していきます。

写真3 外出時のお弁当

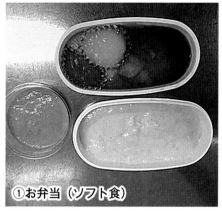

①お弁当（ソフト食）

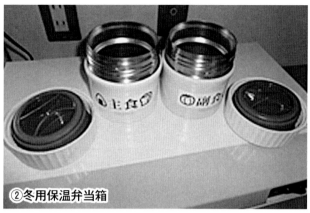

②冬用保温弁当箱

　経口摂取が難しくなった場合にも，口腔ケアを通して口を動かすこと，唾液を嚥下することを忘れないような取り組みを続けます。当センターでは，行事などの時に，誤嚥に配慮した側臥位や腹臥位の姿勢で飴や生クリームを舐め，味を楽しんでもらう機会をつくっています。また，食事注入を取り入れ，経口摂取の時と同じように色や香りを感じ，介助者との会話を楽しみながら注入する機会も取り入れるようにしています。

外出時のお弁当に関する配慮（写真3-①②）

　病棟ごとに2班に分かれて行くバスハイクや，好みが似ている2～3人の利用者で行く小遠足では，バスを使ってセンターから30分から1時間程度の公園や動物園などのレジャー施設にお弁当を持って外出します（第3章「10. センター行事・イベント・施設外活動」〈P.155〉参照）。普段センターで提供されている，それぞれの利用者に合った食事を，味が混ざらないように，食事形態が変化しないように工夫して，お弁当箱に詰めてもらっています。好みのおかずを盛り込んでもらい，いつもとは異なる雰囲気の中でも安心して食事を楽しんでもらいます。

　夏期の外出時は，食中毒への配慮が必要です。保冷バッグや保冷剤を使用した温度管理を行います。また，日の当たる場所での保管は避けます。

　冬季の外出時には，保温庫を活用して温かいお弁当を持参する方法もあります。栄養科に依頼する際に，保温庫を使用したい旨を記載し，メニューを相談します。保温ジャーを使用するため，メニューとしては丼ものやシチューが適しています。

参考文献
1）田角勝，向井美惠編著：小児の摂食・嚥下リハビリテーション，医歯薬出版，2006.
2）金子芳洋，菊谷武監修：上手に食べるために—発達を理解した支援，医歯薬出版，2005.

10 健康な身体づくり

第3病棟 療育長
丸山伸之

　一般的に健康な身体づくりのための指標として,「栄養」「運動」「睡眠」が挙げられます。重症児(者)にとっても,健康な身体づくりにおいて,この3つは当然欠くことのできないものです。しかし利用者の多くは,日常の生活において,自分でこの3つの指標を取り入れることが困難です。私たちは自分で健康を守ることが難しい利用者に代わって,健康状態を十分に把握し,心身ともに健やかで,楽しい毎日を過ごすことができるように支援していかなくてはなりません。

　そのためには,その人にふさわしい健康な身体づくりのための働きかけをケアプランに組み込んで,利用者一人ひとりに毎日実践していくことが必要です。

栄養

必要な栄養を摂る

　利用者に必要なエネルギー量は,身体の状況(筋緊張や呼吸状態の度合い)で異なります。体重の推移や皮膚の様子・表情の観察は,栄養状態を把握する指標としてとても大切です。その上で必要な情報は,栄養アセスメントシートなどを用いて記録します。

　栄養状態の改善を図る上では,医師・看護師・栄養士からなるNST(栄養サポートチーム)を活用することも効果的です(ダウンロード)。

安全に食事ができるように

　実際に栄養を摂る,すなわち食事をすることは,多くの利用者にとって楽しみなひと時です。それだけに安心して安全に食事が摂れるように,利用者の摂食・嚥下の様子をしっかり観察していきます。摂食・嚥下機能を正しく評価する意味では,言語聴覚士と相談して,食事内容の形態や適切な摂取方法を定期的に検討していくことが大切です。

適度な運動

　利用者の持てる力を十分に使って,身体を動かす工夫を考えていきます。一人ひとりの身体の機能を把握した上で,生活の中に身体を動かす機会を多く取り入れることが大切です。リハビリスタッフも含めた多職種間で連携をとり,情報を共有しながら安全に身体を動かすことができるように働きかけていきます。

利用者にとって身体を動かすことが楽しい時間になるように、運動は楽しい雰囲気の中で行います。歌に合わせて関節をマッサージしたり、ラジオ体操を流して職員も見守りながら一緒に体操をしたり……。環境を工夫して優しく促しながら、励ましの声をかけていきます。運動はあくまでも利用者の意思を尊重して行います。

気持ちのよい睡眠

睡眠は私たちにとって疲労を回復させるために必要不可欠なものです。これは利用者にとっても同様です。体温調節が難しい利用者には夜間の掛け物を調整したり、空調からの位置に気をつけたりしています。室温・騒音などへの配慮や、光の環境（日中は明るい光を浴びて、夜間は光を落とす）も整えます。眠る時の姿勢や筋緊張への対応も重要です。定期的な体位変換や、筋緊張が強くなりにくいポジショニングを工夫することも大切です。除圧のための寝具の活用なども必要になるかもしれません。よい睡眠は生活にメリハリがつき、精神的な安定につながります。職員は足音や物音にも十分配慮して、安眠を妨げないような環境整備の支援を心がけていきます。

健康な身体づくりのための支援

利用者の健康状態を把握するには観察が必要です。何よりも日々の観察を通して「いつもの状態」を知っておくことが大切です。バイタルサインだけを観るのではなく、表情・顔色・食欲・排泄・声の調子などを細やかに観察することで、「利用者のいつもと違う状況」をキャッチできる力を身につけていきます。

呼吸

●呼吸状態

重症児（者）は、胸郭の変形や呼吸中枢の障がいによって、呼吸運動に強い個別性が見られることが珍しくありません。例えば、呼吸音を聴診する際にも、その人にとっての正常な肺の位置があって、そこが分からなければ正常・異常の判断がつかないことになります。そのため、私たちは利用者一人ひとりの普段の呼吸の様子を把握しておく必要があります。

そして、利用者のいつもと違う呼吸を見つけたら、その様子をすぐに観察することが大切です。いつもと違う呼吸（異常呼吸）とは、例えば不規則であったり、あえぐようなものであったり、速い呼吸であったり、一見すると止まっているようなもの（無呼吸）などがあります。また、そのような時には唇や爪の色も同時に観察します。痰づまりや発作からの息止めで、酸素が行き渡らなくなって青黒くなっているかもしれません（チアノーゼ）。

写真1 カニューレの固定の工夫

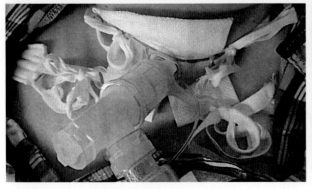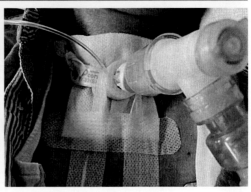

● 呼吸状態の改善

　いつもと違う呼吸を観察したら，気道を確保して呼吸の改善に努めます。聴診や呼吸音から，痰などの分泌物が貯留していると判断したのであれば，吸引をして取り除きます。必要であれば吸入による加湿をして分泌物を出しやすくします。夜間入眠時の舌根沈下には，経鼻エアウェイを使用して気道を確保する方法もあります。筋緊張で呼吸が乱れている時は，リラックスして呼吸が楽になるように，緊張の原因を探り対処します。クーリングやポジショニング・体位変換なども効果的です。

　いずれにしても，どうしたら息ができない苦しさを回避できるか，素早くアセスメントをして的確なケアを心がけていくことが大切です。

● 気管切開

　肺に空気を送ったり，痰を吸引したりするための穴を開けることを気管切開と言います。気管切開には単純気管切開と気管喉頭分離術の2種類があります。

　単純気管切開は，気管に直接穴を開け，開けた穴にカニューレを挿入します。単純気管切開は食道との交通があるため，唾液などの分泌物が気管に入って，誤嚥をしてしまう危険があります。

　気管喉頭分離術は，気管と食道を完全に分離させます。気管への唾液の流れ込みはなくなりますが，鼻や口からは息をすることができません。気管孔が塞がると窒息してしまいます。

　どちらの場合も，十分な観察と注意が必要です。気管に異物が入らないように，また加湿のために人工鼻を使用します。気管切開でカニューレの使用が必要になった場合，頸部の変形などの理由からカニューレが抜けやすい利用者には，紐を肩に回したり，テープなどでカニューレの向きを矯正するなど，**写真1**のような固定を工夫して事故防止に努めます。

● 人工呼吸器

　当センターでは，車いすに乗せられるように持ち運び可能な機種を使用しています（**写真2**）。勤務交代時や呼吸器を移動する前後は，看護師2人で設定や回路の確認を

写真2　当センターで使用している人工呼吸器

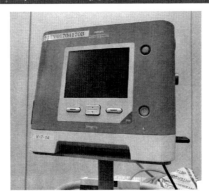

行います。稼働中の人工呼吸器のディスプレイに異常を示す表示が出たり，アラームが鳴動したりした時には利用者の状態を観察しつつ，速やかに医師または臨床工学技士に連絡します。

　在宅で呼吸器を使用している利用者は，その人の状態に合った機器を選択し使用しています。そのため，短期入所の利用者の呼吸器は，さまざまなタイプがあります。入所の際には設定（モード，数値など）の確認方法やアラーム鳴動時の解除方法など，必要な操作方法について臨床工学技士から説明を受けておくことが重要です。

体温

　体温とは，身体内部の温度のことで，健康な人の平均体温は36.5～37.2℃と言われています。重症児（者）は体温調節機能が未熟であると言われています。脳中枢に異常があり，体温の産生や放散がスムーズにできないことなどが原因と考えられています。利用者それぞれの平熱は異なりますので，日頃の個々の体温を把握しておくことが大切です。

●発熱

　原因は，気温や室温の上昇，過度の筋緊張，脱水，感染症や骨折など身体に何らかの炎症がある場合です。

　発熱の原因が分かれば，それを取り除く試みをします。気温が高ければ涼しくし，衣類や掛け物が多ければ少なくします。緊張があれば緩和できるようにケアします。感染症などの疾患が疑われる時は，医療的に対応します。

　発熱によって体の水分が不足するため，水分の補給も考えなければなりません。食事は消化のよいものを少しずつ摂ってもらいます。

　高熱が出る前に，全身の震えや手足が冷たくなる兆候があります。このような状態を悪寒と言います。悪寒が見られたら布団を掛けるなどの保温を行います。熱が出切ってしまったら，クーリングをします。その時には汗もかいていることが多いので，状況を見て着替えをします。

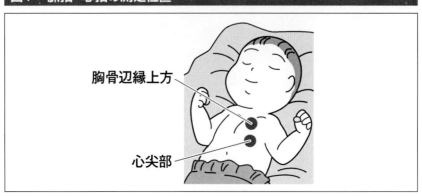

図1 脈拍・心拍の測定位置

胸骨辺縁上方
心尖部

● 低体温

　脳の自律神経の障がいによるものと考えられています。

　平熱が33〜34℃という利用者もいますが，体温が低すぎると生命維持が難しくなります。衣類や掛け物などを調節したり，手浴・足浴で末梢の血液の循環を促したりします。大切なことは，私たちの日々のケアの中で低体温に陥りやすい場面を少なくすることです。例えば，更衣や排泄ケア時には肌の露出を極力少なくするように努めたり，外出時の防寒対策を見直したりします。

脈拍と血圧

● 脈拍

　脈拍は心臓の拍動が血管を伝って感じられるものです。一般的には手首の橈骨動脈で測定します。利用者によっては拍動が弱かったり，変形や拘縮が強くて，末梢動脈での測定が難しい場合もありますので，そのような時には心尖部に聴診器を当てて心拍を測定します（**図1**）。利用者は筋緊張や発熱や発作の後などで頻脈になったり，夜間の入眠時・低体温時には徐脈になることがあるので，普段の脈拍を把握しておいて，観察や異常の早期発見に努めます。

● 血圧

　心臓が全身に血液を送り出す時の圧力が血圧で，心臓・血管の循環機能を把握することができます。四肢の拘縮や変形のために，測定時にマンシェットを巻いたり聴診器をあてたりすることが困難な利用者がいます。その場合は手首式電子血圧計を使用します（**写真3**）。

　利用者の中には血圧が低めで安定している人もいますが，高血圧の人は脳出血や脳梗塞を起こすリスクが高くなります。脈拍と同様に定期的な測定で普段の状態を知っておき異常の早期発見に努めます。

口腔ケア

　口腔の環境は，むし歯や歯周病といった歯科疾患だけではなく，全身の健康にも影響を及ぼします。利用者の多くは，自分で歯磨きやうがいができず，口腔内が不衛生

写真3　手首式電子血圧計による血圧測定

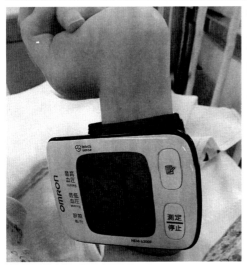
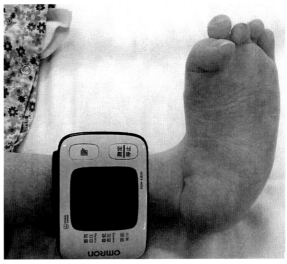

表1　口腔ケアの主な目的

- 歯科疾患の予防と早期発見
- 誤嚥性肺炎の予防
- 口腔機能の維持・回復　など

になりやすいです。経管栄養の利用者も含めて口腔ケアをしっかり行うことは，むし歯や歯周病の予防だけではなく，肺炎・発熱のリスクの低減，口腔機能の維持などの効果につながります（**表1**）。健康な身体を保ち，QOLの向上を目指した生活を送るためにも欠かせないケアの一つです。

　当センターでは，1日に2～3回口腔ケアをしています。歯ブラシの後に誤嚥の危険のある利用者は必ず吸引をしています。開口不良や歯列の異常などでブラッシングが困難な利用者には，歯科医の指示のもと，まず歯科衛生士が口腔ケアに入り，その後に現場職員への指導を行っています（「8．整容，装い　口腔ケア」〈P.36〉参照）。

皮膚

　重症児（者）の多くは，身体的特徴から皮膚トラブルを抱えています（**図2**）。側弯や関節拘縮のある利用者は，皮膚の湿潤による細菌感染を起こしやすいです。低栄養状態で寝たきりの利用者は褥瘡になりやすく，毛嚢炎などの化膿性湿疹にもなりやすいです。筋緊張が高く不随意運動がある利用者は四肢に擦過傷や切傷をつくりやすく，流涎や発汗が多い利用者は顔や体幹に発疹が発生しやすいです。おむつを使用している利用者は陰部の湿潤で皮膚が容易に悪化します。胃瘻や気管切開などがある利用者は，その部位からの分泌物や使用チューブやテープによって粘膜や皮膚に発赤や潰瘍などのトラブルを生じやすいです。

　このように，重症児（者）は，皮膚トラブルを来しやすい条件の中にいます。

図2　重症心身障害児（者）の皮膚トラブル

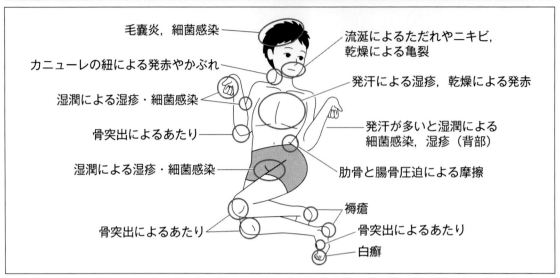

倉田慶子他編：ケアの基本がわかる重症心身障害児の看護，P.202，へるす出版，2016.

表2　てんかん発作の種類

部分発作 〈脳表面の皮質の一部から始まる異常放電〉	単純部分発作	発作中の意識が保たれている状態
	複雑部分発作	発作中の意識が保たれていない状態
全般発作 〈脳表面の皮質全体がいっせいに異常放電を発する〉	ミオクロニー発作	きわめて短い筋の収縮によって起きる発作
	てんかん性攣縮	ピクツキと同時に身体を折り曲げるような発作
	間代発作	ピクツキが繰り返し何度も律動的に起きる発作
	強直発作	持続的に筋肉が収縮する発作
	欠神発作	派手な動きがなく，意識を消失させている発作
	脱力発作	筋緊張が瞬間的に消失し，力が抜けてしまう発作
	強直間代発作	強直発作の後に，律動的な震えを繰り返す発作

　皮膚トラブルはいったん生じると，治癒するまでに長時間を要することがあります。そのため，皮膚トラブルを未然に防ぐには，私たちの細やかな観察と適切なケアが何よりも大切になってくるのです。

てんかん

　重症児（者）のうち，てんかんを合併している人は50～70％です[1]。個人によって発作のパターンや出現頻度は違います。私たちは，利用者がてんかん発作を起こした時に適切な対応が取れるようにすることが大切です。そのためには普段から利用者の発作について，前兆があるのかないのか，パターン化されているものかどうか，頻度はどのくらいなのかなどの情報を把握しておく必要があります。

●てんかん発作の観察ポイント

　次のポイントを押さえ観察し，発作のタイプ（**表2**），持続時間などを把握して，バイタルサインを計測しておくことが大切です。

〈始まり方はどうであったか〉
・いつ，どのようなタイミングで起こったか（覚醒時，入眠直後，起床前など）
・上下肢のみの動きか，全身を伴う大きな動きか　・眼球の動き，方向
・呼吸状態，酸素飽和度の数値，顔色，意識レベル　・発声を伴うものであったか　など

〈発作の誘因〉
・体調不良（体温上昇，疲労）を来していたか　・睡眠状態
・消化器症状（便秘など）　・環境（音，天候，気圧など）

● てんかん発作が疑われる症状を見たら…

　倒れそうであったり，または車いす上であれば安全なところに寝かせ，誤嚥を防止するために側臥位にして気道を確保します。

　脈拍と呼吸状態を観察し，発作の持続時間を確認して記録します。発作が終わるまではそばで見守ります。

　ほとんどのてんかん発作は数分以内に止まりますが，発作が止まらない（重積）場合は，坐薬や抗てんかん薬の注射をして発作を止めることを考慮します。

引用・参考文献
1）上田均他：てんかん発作を有する重症心身障害児の長期経過について，臨床精神医学，Vol.24，No.4，P.435～442，1995.
2）倉田慶子他編：ケアの基本がわかる重症心身障害児の看護，へるす出版，2016.

11 動きに関するケア

第3病棟 療育長
丸山伸之

　私たちにとって動く，運動をするということは単純に自分が生きているという証であり，それは誰からも制限されてはならず，また決して制限してはならない基本的な権利の一つです。それは重症児（者）にとっても同じで，むしろ活動の幅を広げ豊かな生活を送るために，自由に動けることを尊重し，積極的に促していく取り組みが大切です。私たちは利用者に寄り添いながら，わずかな動きであっても丁寧に受け止め，その人が望む動きができるように支援していくことを心がけていく必要があります。

自力で移動する利用者の支援

　利用者の多くは，危険に関する認知度が乏しい人たちです。自力で自由に動く人たちをケアする際は，行動範囲や危険と思われる箇所を事前に認識しておく必要があり

ます。その上で利用者の移動にあたっては，その人の身体の特徴を念頭に置いて細心の注意を払っていくことが大切です。

歩行

　安全に歩くことができるように，見守りを通して床面や周囲の状況に気を配り，必要であれば付き添います。その際は，利用者の横に立てばよいのか，あるいは後ろからの見守りがよいのかなど，個々の利用者に合った介助方法を統一して行うことが大切です。

身体の一部を使っての移動

　歩くことはできませんが，ローリング，四つ這い，背這い，肘這いなど，自分の持っている力で移動できる利用者がいます。その人たちの移動に際しては，床に危険物はないか，場所は清潔か，ほかの歩行者や車いすで移動している人や，運搬車などと接触する危険はないかなど，安全・衛生に配慮して見守ることが大切です。

　また，その人たちが自分の行こうとする方向に思うように進めない時は，どこを目指しているのか意思の確認に努め，サポートすることが必要です。

車いすを自操しての移動

　自分で車いすを操作し移動できる人は，できるだけ自由に行動できるように，周囲に危険なものがないか，また他の利用者がいないかなど安全に気を配り，見守りを欠かさないことが大切です。

自力で移動できない利用者の支援

　自力での移動ができない利用者には，介助者による移動介助が必要です。その際に大切なことは「言葉かけ」です。介助に入る時にいきなり手を引いたり，抱きかかえたりするなど，黙って行動を起こしてはいけません。利用者を驚かすことになり，危険でもあります。必ず，まず言葉をかけて，これから移動を開始することをきちんと伝え，心の準備をしてもらうことが不可欠です。

　ここでは，車いすとストレッチャーへの移乗介助についてケアのポイントを述べます。

車いすによる移動支援のポイント

　利用者が使用している車いすの多くは，個別性があり，身体の使用目的に合わせて作られています。まずは，1台ずつの車いすの特徴を知っておく必要があります（**図1**）。

●日常の点検

　タイヤの空気圧，ブレーキの利き具合，ネジなどの緩み，リクライニングなど，車いすが使用できるか，2カ月に1回は点検をします。それ以外にも，外出前には逐一点検を行います（ダウンロード）。

●移乗

　車いすを利用者に近づけて止め，ブレーキをかけ，利用者に移乗することを伝えて

図1　車いすのパーツ名称

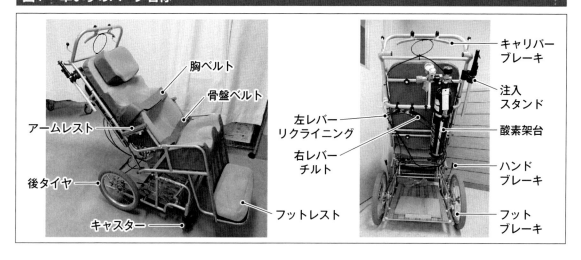

から職員2人で介助を始めます。

　移乗後は，身体が車いすにフィットするように，臀部を深く入れて座ることが基本です。背に衣類のシワが寄らないように整えます。本人に合ったリクライニングの角度を守って，ベルト類をしっかり装着し，足はフットレストにしっかり載せて靴やルームシューズを履いて足先の保護に努めます。最後に利用者に言葉をかけて表情などから座り心地を確認します。

●**移動**

　車いすが動くことを利用者に伝えてから移動を開始します。移動中の段差や傾斜，方向転換なども伝えながら注意して押していきます。特に坂道を下る時は後ろ向きで進むなど，車いす操作の基本を守ります。

●**降車時**

　降りる場所を確保してブレーキをしっかりかけて，利用者に降車することを伝えます。ベルト類を外したことを確認してから降車します。

ストレッチャーによる移動援助のポイント

●**移乗**

　枕，敷物，掛け物などを用意します。ストレッチャーをできるだけ近くに止めてブレーキを確認します。利用者に移乗することを伝えてから職員2人で介助を始めます。

　移乗後は，手足がはみ出していないかどうか確認します。ベルトやサイドバーを確実にセットします。ストレッチャーの床面は固く冷たいので，タオルを敷いたり掛け物をして保温への配慮を心がけます。

●**移動**

　ストレッチャーが動くことを利用者に伝えます。足が前になるように進みますが，坂道では頭が上になるようにします。車いすよりも段差などから伝わる振動や衝撃が大きく，曲がり角では遠心力が働くので，ゆっくりとスピードを調節します。言葉か

けを行いながら表情などに注意して進みます。

ボディメカニクス

　利用者を抱きかかえることは，ベッドや床面，浴槽などと車いす，ストレッチャー間の「移乗」の手段であって，別の場所への移動手段ではありません。
　抱きかかえられている人は大変不安定で苦痛な姿勢を強いられます。職員の側も利用者を抱きかかえる時は，腰痛など（腱鞘炎，肘・膝・肩痛）の注意が必要です。
　十分に腰を落とし，「1，2の3」と声をかけ合いながら，自分の身体を密着させてゆっくり立ち上がるようにします。ボディメカニクスを常に意識して，安全の確保と介助者自身の身体への負担軽減のために連携・協力を心がけることが大切です。

その他の移動ツール

　移動ツールとしては，車いす，ストレッチャーのほかに，歩行器や現在当センターの一部で導入されているリフトなどがあります。車いすも自走用車いす・介助用車いす・電動車いす・リクライニング＆ティルト機能の付いた車いす・モジュールタイプやストレッチャータイプの車いすがあります。

てんかん発作時の対応

　重症児（者）の特徴的な身体の動き，動作として，脳あるいは神経系の異常から，自分の意思とは関係なく不随意な運動・反射を起こしてしまうことがあります。代表的なものとしてはてんかん発作の時の動きなどが挙げられます。
　てんかん発作を起こした時の身体の動きは人それぞれです。発作が顔の表情だけに現れる人もいれば，同時に全身をバタつかせる人もいます。その人の動きに合わせた対応を考えておくことが大切です。例えば，デイルームでは手足を激しく動かすような発作をする人と他の利用者との間隔を普段から広くとっておくとか，サイドレールなどで本人がけがをしないように夜間はベッドではなく床上で休んでもらうとか，歩行時や車いす乗車中に発作をした場合の対処法など，利用者本人がどうすることもできない動きに見舞われた時のために，日頃から周囲の環境整備に努めていくことが大事です。

移動中の事故

　利用者の動きをケアする上で，一番注意しなければならないことは，事故を起こさ

ない，すなわち事故を未然に防ぐことです。利用者のほとんどは身の危険を訴えず，私たちに伝わりにくいという特徴があります。ある程度自由に身体を動かすことができる人もいれば，生活のほとんどが全面介助という人もいます。その意味では事故を防ぐには，私たちの意識を高めて支援することが何よりも大切です。けがや事故によって利用者を悲しませ，その後の生活の質を落とさないためにも，常に安全管理に努める姿勢が求められます。

転倒によるけが

移乗や移動中の事故は職員に起因することが多く，ちょっとした見落としや思い込みから事故を誘発してしまうことがあります。中でも転倒・転落による事故は，**図2**にあるように，事故発生件数による種類の割合の中でも，全体の約6割強を占めています。転倒などによる事故を未然に防ぐためにも，移動する方向の床面が濡れていないか，危険なものがないか，段差の有無などの経路の状態や，利用者のその日の体調や気分などと共に，動きの特徴を常に把握しておく必要があります。

転倒による受傷として一番に挙げられるのが骨折です。一般に重症児（者）の骨密度は，健常者と比べてはるかに低値であることがほとんどです。私たちは個々の利用者の骨密度や骨折の既往歴を把握した上で，安全なケアを考えなければなりません。また，職員はかかとやつま先のある靴（サンダルは不可）を履くように心がけ，自分の足元に責任を持つことが大切です。

身体的変化への対応

加齢に伴う能力や体力の変化や筋力の低下，変形や拘縮の進行によって今までできていたことが難しくなってきていないかなど，利用者の日常の動きを観察していく中で見極める目を持つことが大切です。利用者の「動き」に関して，いつまでも「できること」「やれるはず」とせずに，職員間の緊密な情報交換と共通の理解のもとで利用者に無理をさせない支援を考えていくことが大切です。

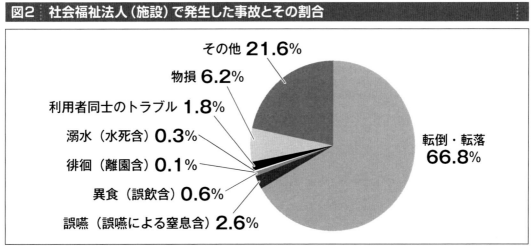

図2 社会福祉法人（施設）で発生した事故とその割合

その他 21.6%
物損 6.2%
利用者同士のトラブル 1.8%
溺水（水死含）0.3%
徘徊（離園含）0.1%
異食（誤飲含）0.6%
誤嚥（誤嚥による窒息含）2.6%
転倒・転落 66.8%

福祉施設における事故対応のハンドブック―全国社会福祉協議会『しせつの損害補償』対応版．

身体拘束・行動制限

利用者の動きや行動が他の利用者に対して，または利用者本人に対して危害が及ぶと予想される場合，生命倫理の原則の上では有害になる行為の防止対策は，仮に利用者本人の自律を制限するものであっても，必要最小限の拘束は許されることになります。しかし，個人の基本的な自由を強く制限することになるだけに，身体拘束の決断にはよほど慎重でなければなりません。

当センターでは，身体拘束・行動制限（**資料1**）を行う際の要件として，①切迫性②非代替性に当てはまるかを考慮しています。そしてその必要性・実施については，医師・療育長・勤務帯責任者などの複数人での確認の上，医師の指示において行い，診療録に記載しています。またその後の観察は，勤務者が継続して行い，できるだけ早く身体拘束・行動制限が最小となるよう取り組みを行います。

「身体拘束」の場合は，拘束開始直後は頻回に巡視を行い，利用者の全身状態，拘束の状態，その必要性の有無を確認します。その後も少なくとも2時間に1回は状態を観察し，身体拘束中の観察表に記録します。

「行動制限」の場合は，少なくとも各勤務帯に1回は状態を観察し，温度板に記録欄を設けて記録しています。行動制限の開始・継続にあたっては親権者の同意はもちろんのこと，必要かどうか，外すことが可能かどうかを2カ月に1回多職種間で協議しています。そして，その結論に至った過程は，医師カルテと病棟の指定の用紙にそれぞれ記録として残しています。要請があれば開示するなどの透明性を保った対応をしています。

当センターにおける行動制限最小化の取り組みの一つとして，動けて知的障害の重い人たちが生活している病棟の出入り口の扉の施錠禁止があります。以前は事故防止のために扉に鍵を付けていました。しかし，施錠すること自体が利用者の行動・生活範囲を制限することにつながると判断し，鍵を使わず2つのハンドルを同時に回すことで開閉できるものに変更し，施錠しない時間を増やす取り組みを行っています。

私たちは利用者を守るために，やむを得ず必要な措置として身体拘束・行動制限を

資料1	当センターにおける行動制限の定義		
身体拘束	・連続して2時間以上，身体を固定し，固定した部位の動作を妨げること ・典型例：調整帯（抑制帯）や紐，車いすのベルトなど ・理由は問わない	行動制限	・身体拘束には当てはまらないが，一日通算で12時間以上，利用者の自由な動作，行動を妨げること（12時間を超えるだろうと予想されるものを含む） ・例：部屋の施錠，ベッドサイドレールの使用，ミトン，つなぎ服 ・理由は問わない

選択する場合がありますが，利用者の行動や生活に制限を加える取り組みであるということを十分に認識し，日々見直していくことを念頭に置いてケアに努めていかなければなりません。

引用・参考文献
1）福祉施設における事故対応のハンドブック—全国社会福祉協議会『しせつの損害補償』対応版．

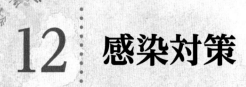

12 感染対策

療育部 看護主任
感染管理認定看護師
米川敦子

重症心身障害児（者）の感染リスク

　重症児（者）は，重度の知的障害と肢体不自由を重複している状態にあります。このような重症児（者）は，運動やコミュニケーション，呼吸，摂食，排泄，自律神経などに障がいがあり，これらの障がいを合併していることにより感染症に罹患しやすく，重症化しやすい傾向にあります。

　重症児（者）を感染症から守るために，当センターで取り組んでいる感染予防対策について紹介します。

感染対策の取り組み

当センターでの感染管理体制

　センター内の感染管理体制として，院長直轄の「院内感染対策委員会」とその下部組織（実動部隊）となる「Infection Control Team（以下，ICT）」があり，さらに療育部内には「感染予防会」があります（**図1**）。

図1　当センターの感染管理体制

院内感染対策委員会は，院長，副院長をはじめ，各所属部署から所属長やその代表者をメンバーに，月に1回定例会議を行い，感染対策に関する全般の取り決めや全体研修の企画・運営などを行っています。急な感染症の拡大が見られた際は，院内メールにてメンバー全員が事態を把握し，情報の共有，必要な対策の指示などの確認を行っています。また，必要に応じて臨時委員会の開催なども行い，感染拡大の早期終息に向けて話し合いを行います。

　ICTでは，月に3回（外来・デイケアは1回，各病棟は2回），Infection Control Doctor（ICD）の資格を有する医師をリーダーに，医師，薬剤師，臨床検査技師，看護師（感染管理担当療育長，感染管理担当看護主任，病棟看護師，感染管理認定看護師），委託清掃業者のメンバーで，環境ラウンドと感染症発生状況の確認，抗菌薬の使用状況確認，手指衛生の直接観察を分担して行っています。

　感染予防会は，感染管理担当の療育長と看護主任，各病棟の看護師と感染管理認定看護師のメンバーで，月に1回環境ラウンドを行っています。また，各病棟持ち回りでニュースペーパー「くりーん通信」を発行しており（ ダウンロード ），病棟内での感染対策に対する相談の場にもなっています。

手指衛生の強化

　センターにはたくさんの職種の職員が勤務しているため，感染症に対する知識にはばらつきがあり，例えば感染症の細かい話になると医療職以外にはなかなか伝わりづらい傾向にあります。そこで，感染対策において一番基本となる「手指衛生」に重点を置き，一年に1回，全職員対象で自分自身の手洗い方法を振り返っています。自らの手技をほかの人に直接見てもらうことで，自己の手洗いや手指消毒の再確認ができ，また，ブラックライトによる洗い残しのチェックを行うことで，具体的にどんなところに気をつけなければならないか視覚的に確認することができます。毎年繰り返し行うことで，職員の手指衛生の手技はもちろん，手指衛生が一番の感染対策であるということを意識づけるきっかけとなっています（**写真1**）。

　近年，手指消毒の重要性が謳われています。当センターでは以前より携帯型の手指消毒剤を採用していましたが，使用はほぼ外出する時に限られていました。当センターは建物が大変古いため，手洗いシンクの設置数も各病棟でばらつきがあり，比較的新しい病棟では各居室に設置されているものの，古い病棟ではフロアーに1カ所しかないというハード面の問題がありました。「利用者にかかわる職員すべてに使用してもらいたい」と，2017年度から異なるタイプの携帯型手指消毒剤を新たに導入しました（**写真2**）。まずは病棟の職員全員に使用してもらい，使用感をアンケートで調査した結果は好評でした。ほとんどの病棟では，利用者のその日の体調に問題がなければデイルームに集合し，日中をそこで過ごしています。食事や排泄ケアもその場で行う利用者が多いため，携帯できる手指消毒剤は「一行為一手指衛生」を行うのに

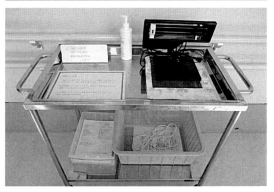

写真1　ブラックライトによる洗い残しチェック

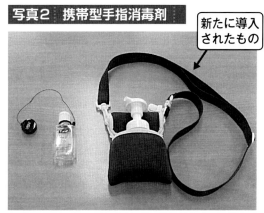

写真2　携帯型手指消毒剤

新たに導入されたもの

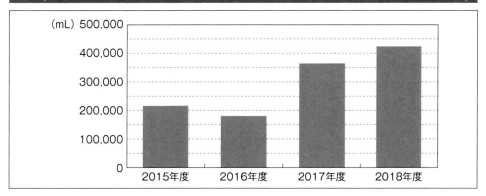

図2　手指消毒剤の使用量の推移

非常に適しています。病棟職員が携帯し使用しているのを見て，とても便利であることから医師やリハビリスタッフにも波及していきました。その結果，導入前後の手指消毒剤の使用量が大幅に増加しました（**図2**）。手指衛生は重要であるため，継続して使用していけるようにアプローチしていくことが大切であると考えます。

職員の健康管理

前述したとおり，重症児（者）は感染症に罹患しやすく重症化しやすいため，感染症を「持ち込まない」，そして「広げない」対策が非常に重要です。

「持ち込まない」対策の一つは，ワクチン接種による感染症の予防です。センターでは入職時健診で流行性疾患（麻疹，風疹，水痘，流行性耳下腺炎）やB型肝炎の抗体価を必ず調べています。抗体価が基準を満たしていない場合は，入職後に毎年作成しているスケジュールに沿ってワクチン接種が受けられるように案内をしています（**図3**）。また，毎年10月頃にはインフルエンザの予防接種を受けられる日を3日間用意し，接種率の向上に努めています。病棟勤務者で交代勤務によりどうしても接種日に接種ができない場合は，病棟内でも接種ができるような体制を整えています。

「広げない」対策として，全職員に対して「感染症報告書」（**ダウンロード**）の提出をお願いしています。これは，感染症と診断された，または感染症かもしれないという個人あるいはその同居家族の状況を，各所属部署から感染管理担当者へ情報を伝

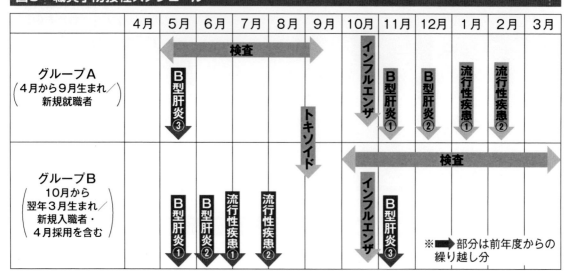

達する用紙です。この用紙の提出により，感染症発生の注意喚起が全部署へ行うことができ，その後の動向を確認しやすくなりました。

日常で気をつけていること

現在，日本だけでなく世界中で薬剤耐性菌に対する対策が行われています。当センターでも細菌検査を外注委託することになってから，メチシリン耐性黄色ブドウ球菌（MRSA）以外にもさまざまな薬剤耐性菌の名前を見るようになりました。そのほとんどが保菌の状態ですが，主に接触感染で広がる恐れがあります。

いわゆる病院での対策は，接触感染予防対策を厳重に行うことが求められますが，当センターは「生活の場」でもあるため，生活の質を最大限に保つ必要があります。過度な制限は利用者への差別につながりかねません。前項に挙げた手指衛生の強化を前提に，必要時の個人防護具の使用，ケアなどの順番の配慮といった感染の伝播防止に取り組んでいます。

また，高頻度接触表面の清拭など環境整備にも力を注いでいます。特に歩いて移動が可能な重症児（者）は，特にナースステーションの窓や桟，ドアノブなどに触れることが日常的に見られます。その中には流涎や口の中に手を入れるなどの行為が見られる人も多く，環境を介しての接触感染リスクが非常に高いです。そのような病棟では，委託清掃業者が行う清掃以外に，一日1回以上環境整備用クロスを用いて清拭を行っています。以前は集団感染発生事例が多く病棟外活動自粛を行うことを余儀なくされた病棟も，これを行うことにより集団感染は減ったことが実証されています。現在では他の病棟でも実践しており，環境からの接触感染防止に努めています。

当センターでは各病棟のグループ活動以外にも，年間を通してさまざまなイベントが企画・運営されています。イベントにはより多くの人に参加してもらいたいため，各病棟の利用者がたくさん集合します。その結果，さまざまな病棟の利用者や職員の

距離が非常に近くなってしまいます．利用者も職員も事前に健康状態を確認していますが，もしもその参加者の一人が何らかの感染症を発症した場合，感染が拡大する恐れが非常に高いです．

感染拡大を防止するためには，感染症が1例発生した直後の初動が極めて重要です．まずは各病棟へ感染症が発生したことを伝達し，同時に各病棟の参加者（利用者や職員）の体調を確認します．その感染症の潜伏期を考慮した上で，必要に応じ各病棟の利用者・職員全体の毎日の健康チェックを実施しています．何かしらの変化がある場合には，所属長が所定の用紙に記入し朝の報告時に提出してもらうか，緊急の場合は電話での連絡を受け付けています．感染が拡大傾向である場合は，病棟内の部屋割りや病棟外活動自粛の検討，職員同士の交差感染を防止するため食堂の利用自粛や専用休憩室を設けるなどの対策を行い，センター内全体への拡大防止に努めています．より具体的な対応方法については次項で解説します．

感染症発生時の対応

病棟内で何らかの感染症が発生した場合，その人数によって対応が変わります．1～2人であれば観察室（各病棟に一部屋あり，病棟にもよるが定員1～2人），複数名にわたる場合は，一部屋を観察部屋として有症状者を同室にします．ほとんどの病棟はこのような対応である程度感染の広がりは抑えられますが，歩行やずり這いなど自力で移動が可能な人が感染症に罹患した場合は，接触者が多数に上るため，病棟内すべての利用者の健康観察を行う必要があります．早期の段階で他病棟との交流を禁止し，拡大が見られた場合は速やかに病棟外活動を自粛します．

病棟外活動自粛となった場合は，病棟外の外出やイベントへの参加はお断りしています．その期間は感染症の拡大がなくなるまで続くため，病棟外活動を楽しみにしている利用者には大変な苦痛を伴います．そのような状況に何らかの負荷がかかっている場合には，その利用者の体調に問題がなければ，休日など他病棟の利用者がいないことを確認した上でグラウンドや外来エリアへの散歩を行っています．感染拡大を防ぐためにも他病棟との交流は避けなければなりませんが，病棟内のみの閉鎖空間で苦痛を感じている利用者の気分転換を図ることも生活の場では重要です．

感染症は病棟内だけでなく，特別支援学校本校通学生から持ち込まれる場合もあります．特別支援学校本校通学生は学校のバスに乗り通学していますが，同じクラス内・同じバス車内などで感染症に罹患している人と接触する可能性があります．そのような状況があった場合には，必ず本校の教員より電話連絡が入るようになっています．詳しい状況を伺った上で，病棟内での過ごし方などを検討します．また，同じクラスやバスにはいなくても，インフルエンザの発生状況については随時情報をもらい，持ち込み防止対策に努めています．

これからの感染対策

センターの利用者も高齢化が進んでおり，身体機能の低下に伴い医療処置の増加や抵抗力の低下などでより感染症にかかりやすい状況にあると言えます。このような状態にあっても，利用者一人ひとりの「その人らしさ」を大切に，その人にとって一番望ましい日常を送れるように職員が一丸となって支えていく必要があります。直接的にかかわる医師，看護師，介護福祉士や保育士，児童指導員などからなる療育士，各種リハビリテーションを行うセラピストのみならず，栄養管理部門，支援部，事務部が連携し，利用者の生活をより豊かにするために働きかけていかなければなりません。

感染対策は一人でも対策を怠ることで容易に破綻してしまいます。職員全員が利用者の生活を守るためにも感染対策の基本を忘れずに，「持ち込まない」「広げない」ための対策を常日頃から実施していくことが望まれます。

参考文献
1) 岡田喜篤監修，井合瑞江他編：新版 重症心身障害療育マニュアル，医歯薬出版，2015.
2) 五十嵐隆監修，日本小児総合医療施設協議会（JACHRI）小児感染管理ネットワーク編：小児感染対策マニュアル―こどもの医療に携わる感染対策の専門家がまとめた，じほう，2015.
3) 三菱総合研究所編：平成24年度厚生労働省老人保健事業推進費等補助金（老人保健健康増進等事業分）介護施設の重度化に対応したケアのあり方に関する研究事業 高齢者施設における感染対策マニュアル（平成25年3月）

13 災害時の対応

療育部
杉田友春

重症心身障害児（者）施設における災害対策

当センターでは，243人（長期入所233人，短期入所10人）の重症児（者）が生活しています。重症児（者）は，重度の肢体不自由と重度の知的障害を併せ持っているため，災害に対する理解・災害時の行動をとることは困難です。そのために一番大切なことは，火災・人災を起こさないことです。

各部署から構成された防災危機管理委員会があり，委員会は毎月開催され全体の防災計画を把握しています。各部署は年間防災計画に基づき，火災・地震・夜間・日中などを想定した防災訓練を実施するため，防災訓練計画書を2週間前までに作成し，訓練実施後は「自衛消防訓練実施結果記録書」を作成し提出しています（**写真1**）。

また，2011年に発生した東日本大地震後に島田総合防災訓練を実施し，防災本部を立ち上げての訓練，外来を含めたトリアージ訓練などを行っています。

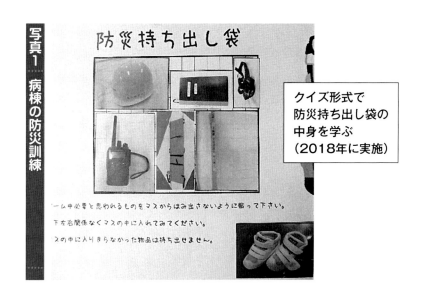

写真1 病棟の防災訓練

クイズ形式で防災持ち出し袋の中身を学ぶ（2018年に実施）

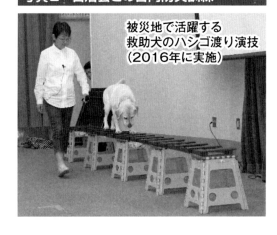

写真2 自治会との合同防災訓練

被災地で活躍する救助犬のハシゴ渡り演技（2016年に実施）

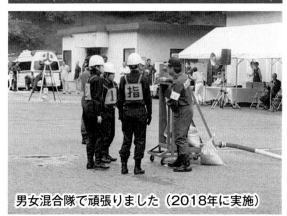

写真3 自衛消防大会

男女混合隊で頑張りました（2018年に実施）

　地域自治会との合同防災訓練では，毎年の訓練テーマを決めて取り組み，大災害現場の防災活動の講話，救助犬による防災活動のデモンストレーション，車いすの乗車体験・操作体験，職員による防災グッズ作成などを訓練に入れています（**写真2**）。

　多摩医師会の総合防災訓練では，近隣の医療機関が協力しながら大掛かりなトリアージ訓練を行っています。南多摩医療圏の災害通信訓練などを進めています。

　療育部には，各病棟・デイケア・外来から構成された療育部防災委員会があります。委員会は隔月で開催され，病棟の防災訓練を計画・実行し，職員への防災に関する意識を高める役割を担っています。

　大きな災害が発生した時，生活している重症児（者）の救助を行うのは職員が中心になりますが，地域の人による救助も必要になります。日頃の合同防災訓練などの機会に，当センターの役割や重症児（者）を理解してもらい，地域の人たちにどのような支援をしてもらうか決めておくことが大切です。また，地域の人たちに対し当センターができる役割もあると思います。今後も関係機関と連携しながら，地域連携の災害対策を進めていきたいと思っています（**写真3**）。

火災・地震を想定した防災訓練

　当センターでは，各部署・各病棟が年間計画にて防災訓練を行っています。日中想定や夜間想定をして，火災・地震などが発生した時の初期対応・避難方法・無線機の操作方法・報告体制の訓練を行っています。各部署では，火災・地震に分けた「アクションカード」（**図1**）を作成し，カードに記載されている内容に沿って行動できるようにしています。また，防災器具（消火栓・消火器・無線機・レスキューマットなど）の取り扱い訓練も行っています。施設内に設置されている防災器具を目にしていても普段は触ることがないので，参加した職員は戸惑いながら取り扱い訓練を行っています。

　当センターには酸素などの中央配管が設置されており，また，必要な病棟には多くの酸素ボンベが常備されています。酸素は燃焼を助ける性質があるので，火災が発生した時には対応が必要になります。避難が終了したら病棟内に設置されている酸素中央配管の「シャットオフバルブ」を操作し閉じることが必要です。また，消防署員へ酸素ボンベの設置場所を伝えることも必要です。防災訓練時だけでなく，日頃から防災器具の設置・保管場所，シャットオフバルブの設置場所，酸素ボンベの本数や保管場所などを確認しておき，防災訓練時の取り扱い方法につなげることが大切です。

| 図1 | 地震発生時のアクションカード（リーダー用） |

リーダー	
業務内容	備考
①療育長の補佐，不在時は代行	看護主任が療育長の代行を行う場合は看護主任の業務と交代する。
療育長不在時の代行業務	
①職員に利用者，面会者等の安全確認を指示 無線機の電源を入れ，携帯する。	無線，館内放送による本部の指示を職員全体に大声で伝える
②指示簿・処方箋を非常袋へ入れ，携帯する。	
③報告を受ける。 看護師→利用者の様子 療育士→家族，面会者等の無事と設備状況	人数，状況を確認できたら災害報告書（第1報）に記入
④病棟の状況を本部に報告	災害対策カード（第2報）回収後，本部に報告
⑤帰宅者の確認 災害対策カード（第2報）の記入	
⑥勤務体制の確立	

降雪対策

　当センターがある多摩地域は，東京都でも降雪量の多い地域で毎年1～2回の降雪にみまわれるため，3年前と2年前に小型の除雪車を購入し使用しています。敷地内は斜面が多いため少しの降雪でも滑りやすい状況となり，除雪車をフル稼働させながら除雪作業を行っています。降雪予報が出た時は，職員へのマイカー通勤の自粛やスタッドレスタイヤの装着をお願いし，できるだけ降雪被害が少なくなるようにしてい

ます。除雪作業は，外来利用者の駐車スペースや車いす・ストレッチャーの通路確保，デイケアバスやスクールバスの発着所の確保，職員の駐車スペースの確保などを優先に行います。降雪の量によっては，数日がかりの対応をすることも必要になりますので，必要箇所と優先順位を決めて対策することが大切になります。降雪量の多い時には，近隣のゴルフ場がブルドーザーで敷地内の除雪作業を手伝ってくれたこともありました。

除雪作業以外の業務として，デイケアバスやスクールバスの運行に関して関係者と連絡を取り合い，安全な運行に向けた連絡体制を行っています。

セキュリティー対策

当センターの建物は古く建築上の問題もあり，夜勤者が出入りする玄関は夜間でもロック機能がなく，セキュリティー対策が不十分でした。2016年に発生した「相模原障害者施設殺傷事件」は世間を大きく揺るがし，家族・職員・関係者からも不安や対策を求める声が上がりました。その後，セキュリティー対策が具体的に検討され，不審者対応マニュアルの作成，面会者や外部業者は事務所で受付し名札フォルダーを身に着ける，建物の出入り口を時間で施錠管理，休日の出入り口を決めてセンサー管理，夜勤者の出入り口ドアのロック機能管理（**写真4**），警備会社との契約（不審者発見時の通報機能）などが行われました。まだまだ不十分な点はありますが，職員の防犯に対する意識を高めると同時に，ハード面での取り組みも行っていく必要があります。また，最近では防災訓練の中で不審者発見時の防犯訓練も行っています（**写真5**）。不審者を発見した時の通報・連絡訓練，警備会社との連絡訓練，さすまた・ランチャーネットなどの取り扱い訓練など，警察署や警備会社の協力を得ながら行っています。

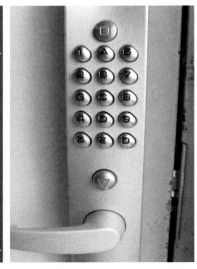

写真4 当センター出入り口ドアのロック機能

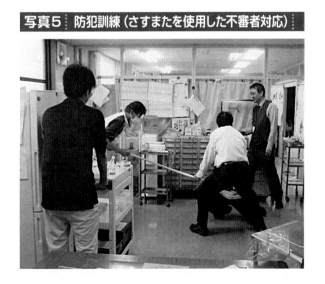

写真5 防犯訓練（さすまたを使用した不審者対応）

防災物品の管理

職員には，各自のロッカーに非常用の食料品や飲料水を保管するように呼びかけています。しかし，意識の高い部署もあれば，そうでない部署もあります。いつ発生するか分からない災害に対し，日頃から防災物品など（防災グッズ・日用品・非常食など）を備蓄し管理しておくことが求められます。現在，2カ所の倉庫を利用して防災物品を管理していますが，外気が直接あたる防災倉庫では劣化の少ない物品などを管理し，他の物品などは建物内の倉庫で管理しています。防災危機管理委員会メンバーが兼務しながら防災物品の管理を行っています。

参考文献
島田療育センター：防災危機管理委員会資料，防災マニュアル

14 父母会

療育部
杉田友春

父母会の活動

島田療育センター父母会は，センターに長期入所している重症児（者）の保護者（父母，兄弟姉妹，親族，第三者後見人を含む）によって構成されています。父母会は，会員がお互いに助け合い親睦を深め，意思疎通を図ると共に，センターの職員と協力して，重症児（者）の療育の向上に努めることを目的に，父母会の活動を行っています。

父母会の役員会は，会長1人，副会長2人，会計2人，病棟幹事6人が選出され，総会（定例・臨時）の決定に従い，役員会が執行機関として推進しています。センターの方針に関すること，諸行事に関すること，父母会の活動に関することなどの案内や資料作成，参加と協力体制を行っています。父母会員数は219人（2018年12月現在）で，長期入所者の94％の保護者が入会しています。父母会に関する入会・退会の手続きは，当センターのケースワーカー経由で行われています。また，父母会との窓口もケースワーカーが担当し，すべての書類などの送付も行っています。

原則として毎月第2土曜日（1月・8月を除く）に月例集会が開催され，月例集会とは別に4月に総合の集まりが開催され，当センターからも幹部職員が出席して，年度方針の説明などを行い質疑応答の時間を設けています。5月は父母定期総会が開催

され，年度事業報告（決算報告，会計監査報告の承認），次年度事業方針（事業計画の承認，予算の決定），次年度役員の選出などを審議し，決定しています。総会終了後は，父母とセンター職員（幹部や病棟担当療育長が中心）の懇親会を開催しています。各テーブルに病棟療育長と父母が同席し，短時間ですが病棟の様子などを伝えながら歓談しています。6月と10月は，各病棟の大きな行事（バスハイク・各種イベント行事など）が行われるため，月例集会は中止になることがあります。毎月の月例集会後は各病棟でお誕生会が行われ，多くの父母が参加して子どもとの時間を大切に過ごし，担当職員やグループ職員から最近の様子を聞く時間となっています。また，父母と病棟の職員が交流する時間を設定することもあります。定期的に開催される父母会は，家族同士が交流し情報を共有する大切な時間にもなっています。

父母会の活動は，センター内だけに限らずセンター外でも行われており，毎年6月に開催される全国重症心身障害児（者）守る会（以下，守る会）の会合に参加と協力を行っています。父母会員の中で守る会に加入している方は会合に参加し，全国・東京都の会員，在宅の会員，国立病院の会員などとの研修を受けたり交流を深めたりしています。

今後，父母会が抱える課題として，父母の高齢化と世代交代（後見人の必要性）などがありますが，当センターと協力しながら今後も活動を続けていきます。

当センターの記念誌や父母会の資料には，父母会の活動の歴史が記録されています。父母会会長の言葉には，初代の小林提樹園長や歴代の各園長，現在の木実谷哲史院長に至るまで，父母会として可能な限り園・センターと連携協力しながら維持発展に努めてきたことが記録されています。園・センターで暮らす重症児（者）の生活の質の向上を願い，昭和50年代に全施設立替改修計画が行われた際も，父母会は1979年から1989年まで3期に分けた募金活動を行い，通算募金総額は1億5,700万円を超えるに至りました。このような大型で長期にわたる募金活動は経験絶無であり，当時の役員・会員にとっては至難の命題でした。1984年に全施設の工事が完成し，1989年には厚生棟の工事も終了しました。その年の開園記念式で太宰会長より「園の施設整備計画は総て完了した。あとは療育の質の向上に専念する訳であるが，言うべきして行い難い至難の業である。どうか全職員一致して努力されたい」という趣旨のあいさつをされ，父母会としても同感の思いを深くしたと綴られています。父母会は，1990年の運営目標に「療育の質の向上」を掲げ，その実践を「職員の皆さんと父母会員の相互理解を深め協力して療育の質の向上を目指す」と決めています。1997年に就任した木実谷院長は，1998年に「島田療育センターの理念」「療育の指針」「療育のこころえ」を制定し，父母会は「子ども達の人権を守る」という最も大切な運動目標を原点に，現在も活動を続けています。

家族（父母会）とのかかわり

　重症児（者）はさまざまな理由で当センターに入所し生活を送っていますが，入所したからと言って，家族とのかかわりがなくなるわけではありません。むしろ，重症児（者）と離れて暮らす家族にとって，重症児（者）や当センターとの円滑な関係づくりが保たれるよう，家族を視野に入れた支援が必要です。当センターで行われている，家族とのかかわりを紹介します。

面会

　毎月，病棟ごとにお誕生会が設定され，たくさんの家族が面会に訪れます。お誕生会に限らず，いつでも気持ちよく面会に来てもらえるようあいさつや声かけを心がけ，家族で過ごせる環境をつくります。面会は，お子様と家族が一緒に過ごせる貴重な時間であり，職員にとっては日頃のケアを伝えることができる機会でもあります。積極的に，お子様の様子を伝えながら，家族の心境なども聞き情報を職員間で共有します。

行事への参加

　家族へ発行しているセンターニュースと一緒に，病棟で計画している年間行事（バスハイク・運動会・各種イベント行事など）・外出行事（小遠足・ドライブ・個別外出など）・日中活動（ほっとステーション活動）・各種コンサート・CAPP（人と動物のふれあい活動）などの開催案内も送っています。例えば，バスハイクや運動会は，家族の体力などを考慮し，無理のない範囲で参加し楽しんでもらえるように外出先を近くの場所に変更し，スケジュールなどもゆっくりとなるよう計画しています。昼食の時間も父母と職員が一緒に食べながら，担当職員やグループ職員がお子様の様子を伝える時間となっています。お子様の体力や医療的ケアの状況に合わせて，家族・職員が一緒に楽しめる時間となるよう，家族ごとに細やかな対応が必要です。また，外出行事先については事前に相談を行い，外出行事に参加した後には「お出かけ通信：ただいま」（**写真1**）を作成し，外出時の写真と共に担当職員が外出時の様子を記載し家族に発送しています。日中活動（ほっとステーション活動）の取り組みも「ほっと通信」を発行し，お子様の日々の活動の様子を伝えています。

情報提供：お子様の様子

　父母会の活動でも触れたように，4月の総合の集まりでは当センターの方針や入所者の様子などについて伝えています。当センターの重症児（者）の平均年齢は45歳を迎えています。体調面の変化があったり医療的ケア（経管栄養・胃瘻・腸瘻・気管切開・人工呼吸器など）が必要となったりした場合は，家族に病棟まで来てもらい，医師や看護師から説明などを行っています。また，本人の病気（特にがんや病気などにおける終末期の過ごし方）に対する治療方針などの相談も増えています。ケース

写真1　お出かけ通信：ただいま

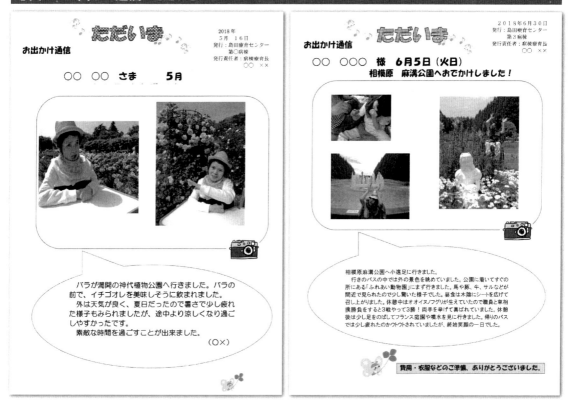

　ワーカーは，家族と病棟との連絡調整の役割も担い，病棟へは伝えられない悩み事・家族の思いを受け止めてフォローしています。本人や家族の思いに寄り添いながら，十分な検討を重ねて相互理解の上で慎重に進めることが大切です。

人生のセレモニー

　重症児（者）一人ひとりの人生は，そのまま家族の人生に重なります。七五三・成人式・還暦・古希のお祝いや入学式・卒業式などの節目で，本人と家族の思いを尊重した支援が必要です。どのようにセレモニーを迎えたいか，家族の意向を大切に受け止めながら，本人にとって最良の日になるよう支援します。例えば，洋服の選択や着物の着付け，髪形などの相談を行っています。2018年度からは，希望に応じて専門家が写真撮影を行うサービスをお知らせしています（「8．整容，装い　ハレの日の写真撮影『しまだフォトスタジオ』」〈P.41〉参照）。

　セレモニーは慶事だけではありません。重症児（者）の体調の急変や亡くなられた時は，医師から家族に連絡します。家族（遺族）の対応は，ケースワーカーが中心となって葬儀の意向の確認や退所の手続きなどを行います。退所した翌年の創立記念式典には，遺族を招いて慰霊式を行い，「いつくしみの像」に献花を行い，過去帳を納入しています。家族と共にお子様への思いを語り合い，改めてご冥福をお祈りする大切な式典です。

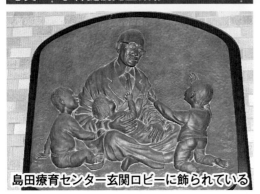

写真2 小林提樹先生顕彰のレリーフ
島田療育センター玄関ロビーに飾られている

資料1 守る会の三原則

- 決して争ってはいけない。争いの中に弱いものの生きる場はない。
- 親個人がいかなる主義主張があっても重症児運動に参加するものは党派を超えること。
- 最も弱いものをひとりももれなく守る。

全国重症心身障害児（者）を守る会

　守る会は，戦後，障害児医療に携わってきた小林提樹（島田療育センター初代園長）（**写真2**）が，日本赤十字社産院小児科で開催していた「両親の集い」に参加していた親たちに，親の会の結成を勧めたことが発端で1964年に結成されました。守る会の初代会長には北浦貞夫，1978年に常任理事であった妻の北浦雅子が2013年まで35年間会長を務め，結成時から2人で50年間にわたって会長職を務められています。戦後から1970年代にかけて，重症児のいる家庭では介護負担や将来を悲観した親・兄弟による重症児殺しや無理心中が珍しいことではありませんでした。守る会は，親の介護負担の軽減や親亡き後の重症児（者）本人の居場所を求めて一貫して施設拡充を求め，その活動は公的政策に大きな影響を与え，各界との信頼関係を築いてきました。

　守る会では「守る会の三原則」（**資料1**）と「親の憲章（親の心得）」が理念として継続されています。

　重症児（者）施設の活動，父母会の活動，守る会の活動を通し，重症児（者）の生活の質が高められるよう，今後も努力をしていきたいと思います。

引用・参考文献
1）島田療育センター25周年記念誌
2）島田療育センター30周年記念誌
3）島田療育センター40周年記念誌
4）島田療育センター50周年記念誌
5）島田療育センター父母会　平成28年度　しおり
6）窪田好恵：「全国重症心身障害児（者）を守る会」の発足と活動背景, Core Ethics, Vol.11, P.59～69, 2015.

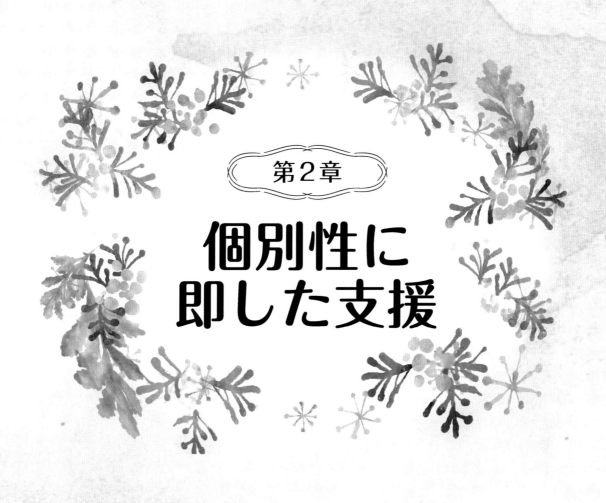

第2章

個別性に即した支援

1 基本的な生活ケア 15項目
～ケア展開のための手引き

第7病棟 療育長
伊東妙子

《執筆協力》
金井一薫

KOMIケア理論に基づくケアプラン立案

　私たちの対象としている利用者の多くは，障がいや疾病から来る生活の不自由さが目立ち，自立している生活行動が少ないです。生活の多くのことは他の人の援助を受けていますが，このことが問題なのではありません。思っていることの表現方法が小さなサインであったり，自立している生活行動が小さな動きのことが多かったりするため，これらに私たちが気づかず，生活の多くの援助が同じように受けられないことが問題（生命体に害になる援助）なのです。そのため，小さなサインや小さな動く力を見いだし，持てる力として引き出し，生命に害になることを少なくして，いきいきと生きていくために，具体的なケアを導き出すことが必要です。

KOMIケア理論とは

　KOMIケア理論とは，ナイチンゲール看護論を基盤にしながら，看護と介護を統合した思想体系を持つ，金井一薫氏によるケアの原理論です。KOMIケア理論は，**表1**の7項目で構成されています。

　当センターの利用者のケアプランは，「KOMI記録システム」を活用しています。「KOMI記録システム」は，KOMIケア理論を実践する記録様式のツールで，KOMIケア理論における目的論，対象論，疾病論，方法論を理解して，利用者の情報を収集し，利用者の全体像を描くものです。

表1　KOMIケア理論

①**目的論**：ケア（看護・介護）とは何かを明確にする。
②**対象論**：ケアの対象である人間を"生活している人間"として見つめる。
③**疾病論**：人体・病気・症状をケアの視点で見つめる。
④**方法論**：ケアワーク展開の道筋を示す。
⑤**教育論**：専門職教育のあり方と方向性を解く。
⑥**管理論**：組織・管理のあり方と方向性を解く。

表2　15項目の基本的な生活のケア

①呼吸	⑥身体の清潔	⑪役割を持つ
②食べる・食事	⑦衣服の着脱と清潔	⑫変化を創り出す
③排泄	⑧身だしなみ	⑬生活における小管理
④動く	⑨伝える・会話する	⑭家計を管理する
⑤眠る	⑩性にかかわること	⑮健康を管理する

表3　ケアの5つのものさし

- 生命の維持過程（回復過程）を促進する援助
- 生命体に害となる条件・状況を作らない援助
- 生命力の消耗を最小にする援助
- 生命力の幅を広げる援助
- 持てる力・健康な力を活用し高める援助

多職種で利用者の情報を共有する

　KOMI記録システムのKOMIチャートは，対象の利用者の「生活過程＝個別の日常生活行動」を**表2**の15項目に分けて表しています。

　利用者の持てる力やできること，一人ではできないこと，援助されていること，不足していることが理解できるように情報を整理します。そして，利用者の持てる力や健康な力を引き出すには，どのような方法があるのか，どうやって実現させるのかをケアプランの中に具体的に書いていきます。

　ケアプランの立案には，ケアの5つのものさし（**表3**）を使います。持てる力を引き出しているか，ケアが生命体に害を与えていないか，生命力の幅を広げるケアにつながっているかなどを振り返り，また，他の職種の意見やアドバイスを貰い，その人らしく生活できるケアプラン（生活の処方箋）にしていきます。

　当センターのスタッフは，看護師・介護福祉士・保育士・児童指導員と多職種で利用者を24時間365日変則勤務でケアします。各職種は学生時代に異なった教育機関で看護や介護・保育を学んできました。また，病院や多様な施設で経験を積んでいるスタッフや当センターで長く利用者にケアを提供してきたスタッフ，新人もいます。

　KOMIケア理論を導入したことで，多職種が同じ理論のもとで，ケアの目的が1つになりました。スタッフの価値観や感情や人生観に引きずられることがありません。

　また利用者にかかわるさまざまなスタッフが同じツールを使い，同じ表現方法でケアをプランニングすることは，ケアを受ける利用者にとって，同じ方法で同じケアが受けられることにつながっています。

質の高いケアを展開するために
～ハンドブックと生活支援マニュアル

　私たちは，ケアプランを作成する時に役立つように，KOMIケア理論に基づいたハンドブックを作成しました。ケアを提供する私たちの姿勢については，生活支援マニュアルに記してあり，このハンドブックと共にうまく活用しながら，質の高い生活支援を目指します。

　このハンドブックは**表2**に示した15項目について，利用者の「暮らし」を描けるように日常生活の視点を示し，誰が（どの職種が）見ても分かる言葉＝共通の言語で整理しています。以下に，各項目の日常生活の視点と行い整える内容を紹介します。

①呼吸
●日常生活の視点
・自然で穏やかな呼吸ができていますか？
・室内の空気は新鮮（温度・湿度）ですか？
・太陽の光を浴びていますか？
・室内の清潔は保たれていますか？
・暖かさは保たれていますか？（暑すぎたり寒すぎることはありませんか？　ケアの対象に合わせて調節します。職員の体感に合わせるのではありません）
・安楽で本人に合ったポジショニングが適切に行われていますか？

●行い整える内容
＊生活の中で空気を整えること。
　・新鮮な空気を取り込む。（外気浴・散歩・室内の換気・香など）
　・太陽の光を浴びる。（外気浴・散歩など）
　・過ごしやすい温度・湿度にする。
＊生活の場面に合ったポジショニングをする。
　・好みの姿勢，リラックスできる姿勢にする。
　・姿勢を保持する。（食事，活動など）
　・肺理学療法・排痰の体位をとる。

【ケアプラン例】
　ケアプランとするならば，下記のようになります。
『朝の光がお好きなので，朝日を感じながらお食事を召し上がっていただけるように，窓際の席を用意する。』

②食べる・食事
●日常生活の視点
・食欲はありますか？

- 自分の力で食べることができますか？
- 食事に集中できますか？
- 食べることを楽しんでいますか？
- 空腹感，満腹感を感じていますか？
- どのようにしたら食べられますか？（食事形態・姿勢・場所・補助具など）
- 何を食べていますか？（種類）
- どのくらい食べていますか？（量）
- 何時なら食べられますか？（時間）
- 誰となら食べられますか？（人・相手）

● **行い整える内容**

＊食事を楽しむ
- 音楽（BGM）や言葉かけ（話題）に配慮する。
- 一緒に召し上がる相手や場所に配慮する。
- ゆとりを持ってかかわる。
- 「いただきます」「ごちそうさまでした」と声かけを忘れない。（経管栄養の人も同様です）

＊摂食機能に合った方法で介助する。
- 姿勢，咀嚼・嚥下，口腔機能などを観察する。
- 食事の形態，量，補助具などを工夫する。
- 食事にかかる時間や表情，様子を観察する。
- 介助方法や食事の形態をリハビリテーションスタッフと相談する。

＊アレルギーの有無の確認を忘れない。

＊体調や嗜好品などに配慮する。

【ケアプラン例】

『食事の介助は，1口分の食物量をシリコンスプーンに3分の2程度とし，舌の真ん中にのせて，唇を閉じる。嚥下を確認してから次の一口を介助する。』

③排泄

● **日常生活の視点**

- 尿意，便意を感じていますか？
  尿意，便意を伝える方法がありますか？
- 排泄に関連した機能障害はありませんか？
- 排泄リズムは整っていますか？
- 排泄に関連したストレスはありませんか？
- プライバシーを考慮できていますか？

●行い整える内容
*排泄の状況を観察する。
　・自然排便（尿）の有無，便（尿）の性状の観察をする。
　・尿意，便意のサインを読み取る。
*排泄のためのケアとして
　・排便を促すために腹部をマッサージする。
　・便秘への対応（食事や水分・緩下剤の検討）を行う。
　・十分な水分の補給をする。
　・その人に合ったおむつやトイレを選択する。
　・排尿回数，間隔などの観察をスタッフで共有する。
　・局所を清潔（清拭や洗浄）にする。
　・トイレへの誘導，失禁時の適切な声かけをする。
*個々に合わせた対応をする。
*プライバシーを守る。
　・排泄のための環境に配慮する。（パーテーション・カーテンを使う）

【ケアプラン例】
『便秘になりやすいので，排便を促すために腹部マッサージを行い，毎朝さつまいもジュースを飲用する。ローリングで身体を動かすように促していく。』

④動く
●日常生活の視点
・動くこと，行動することを嫌だと思っていませんか？
・自分の意思で行動したいと思っていますか？
・目的を持って行動していますか？
・移動の手段は何ですか？（歩行・四つ這い・車いす・歩行器など）
・動くことで自分や他人を傷つけたり，周囲の物などを壊したりしませんか？
・身体の動きはどうですか？（全身・身体の一部分・寝たきりなど）
・不随意運動や異常な緊張はありませんか？

●行い整える視点
*今持っている機能を保つ。
*身体機能を伸ばす。
*生活環境を整える。
　・できることは自分で行えるように声をかけ，見守る。
　・危険な物を取り除き安全に暮らせる環境をつくる。
　・リハビリスタッフと協力して，身体の機能を伸ばしたり，保ったりするようなケアを行う。

【ケアプラン例】
『綱引きのまねやおもちゃを使った遊びを通して，四つ這い移動する力を伸ばしていく。頑張ったことを賞賛する。』

⑤眠る
●日常生活の視点
- 睡眠時間は十分に取れていますか？
- 睡眠のリズムはどうですか？（昼夜逆転，いつもウトウトしているなど）
- 薬による睡眠障害はありませんか？
- 夜中に起きていることがありますか？
- 夜中に起きてしまった後に，もう一度眠れていますか？
- 眠りやすい環境になっていますか？

●行い整える内容
＊眠るための環境づくりをする。
- 布団乾燥，シーツ交換を定期的に行う。
- 掛け物などで体温の調整をする。
- 室温，湿度を調整する。
- 個々に合った眠りのための音楽や光を工夫する。
- 眠りやすくリラックスできる姿勢を工夫する。
- 昼夜逆転している場合は，その原因を探り対応する。
- 身体を温める。（部分浴など）
- 個々に合った寝衣や寝具にする。（枕の高さ，掛け物の種類，寝衣の素材など）

【ケアプラン例】
『暗い所は苦手なので，消灯後はスタンドの明かりをつける。』

⑥身体の清潔
●日常生活の視点
- 身体はいつもきれいですか？
- 入浴して気持ちよいと感じていますか？
- 手洗いや洗面，歯磨きはできていますか？
- 爪が伸びたり，耳垢で汚れたりしていませんか？
- 目やにやよだれで汚れていませんか？
- 口の中はきれいですか？（口臭はありませんか？）
- 拘縮や変形などで不潔になりやすいところはありませんか？

●行い整える内容
＊身体の清潔を保つ。
- 定期的に入浴をする。

- 洗面，手洗いをする。
- 毎食後歯磨きをする。
- 歯科，耳鼻科を定期的に受診する。
- 爪切り，耳掃除の予定を立てる。
- 汗をかいていたらその都度清拭をする。

＊酸素や呼吸器を使っている場合の入浴は，決められた手順に沿って安全に行う。気管切開孔・永久気管孔，胃瘻孔や腸瘻孔にも注意して支援する。

＊入浴できない時は，足浴・手浴・清拭・洗髪を行い皮膚の清潔を保つ。

【ケアプラン例】

『いつも手を握っているため，入浴のない日は手浴を行う。その後，小枕を握るようにする。汚染したら取り換えられるように，ベッドサイドに清潔な小枕を準備しておく。』

⑦衣類の着脱と清潔

●日常生活の視点

- 気分や体調，季節や場所に合った衣類を自分で選ぶことができますか？
- 衣服の好みがありますか？
- 衣服に対するこだわりがありますか？
- 自分で衣服を着替えることができますか？
- 特別に工夫された衣服の必要がありますか？
- 衣服を着替える必要性が分かっていますか？

●行い整える内容

＊自分の力で着替えられるように身体の機能を保つ。
- マッサージや関節可動域を理解した動きを日常生活に取り入れる。

＊清潔な衣服で過ごす。
- 季節や体調に合った衣類の選択をする。
- 自分で着替えたいという気持ちを尊重し，着替えを促し見守る。
- 衣類の好みを尊重し，自分で選ぶ援助を工夫する。
- 常に清潔な衣類を提供する。
- 拘縮や変形に合わせた，素材や形状の衣類を選択する。

【ケアプラン例】

『自分で取り出しやすいように，棚の下の段に好みの洋服を収納し，取り出しやすいようにする。』

⑧身だしなみ

●日常生活の視点

- 身だしなみを意識することができますか？
- 髪形（整髪）や化粧に関心を持っていますか？

・自分の装いに関心を持っていますか？
・衣服の乱れに関心を向けることができますか？
・破れた服や汚れた服を平気で着ていませんか？

●行い整える内容
＊身だしなみを整える。
　・季節（気候）に合わせた衣服の素材，着る枚数などに配慮する。
＊身だしなみを褒めることで，関心が向くようにまた，気づけるように促していく。
　・服装の乱れに注意する。
　・散髪，ひげ剃り，化粧，マニキュア，整髪などを行う。
　・時間・場所・目的に適した身だしなみにする。

【ケアプラン例】
『美容室で，好みのカラーリングやヘアスタイルに整える。』
『自分で選択できるように，（ヘアゴムやリボンなど）数種類を呈示する。』

⑨伝える・会話する
●日常生活の視点
・どのような方法で意思の表出や伝達をしていますか？（表情，発声，手話，マカトン・サイン[注]，パソコン，個々の決まったサインなど）
・家族や職員からの声かけは十分ですか？
・楽しいわくわくするような話しかけをしていますか？
・ゆっくり話していますか？
・応え（反応）が返ってくるのを待っていますか？
・応えやすい問いかけを心がけていますか？

●行い整える内容
＊利用者の表現を尊重した支援をする。
　・要求や感情を表現するサインを探し，読み取り，職員間で共有する。
　・発声，発語の意味を理解する。
＊会話する時間を十分につくる。
　・声かけ，言葉かけをして楽しい時間をつくり出す。
　・楽しい時間を共有する。
＊伝える力を大切にして伸ばす。
　・自発性を尊重する。
　・個々の持っている力で答えることができるよう工夫をする。（サインとして育てる）
　・自分の選択（はい，いいえ）の表現を読み取る。

注　マカトン・サイン：サイン，シンボル，話し言葉を同時に使ってコミュニケーションの力を育てる指導法であるマカトン法の中で用いられるコミュニケーション技法の一つです[1]。

・手話，マカトン・サイン，文字盤，パソコンなどを用いた会話が可能な場合は，それらを用いた会話を充実させる。
＊利用者に代わって思いを伝える支援をする。
【ケアプラン例】
『筋緊張のためにスムーズな発語が難しいため，会話をする時は，リラックスした雰囲気をつくり，自発語を待つ。返事を返しやすい問いかけになるように工夫する。』

⑩性にかかわること
●日常生活の視点
・自分が男性か女性か分かりますか？
・スキンシップをする，されることを心地よいと感じていますか？
・人に対し興味，関心を示すことがありますか？
・異性に対して関心がありますか？
・性的な関心や欲求があり，それを表現していますか？
・人前で裸になることを恥ずかしいと感じていますか？

●行い整える内容
＊プライバシーに配慮し性を保護する。
  ・本人の性に合った装い（衣類・髪形・化粧など）を提供する。
  ・性的な欲求を読み取る。
  ・性的な欲求のある人に対しては，そのケースに合わせた対応をする。
  ・自慰行為のある場合は環境をつくり，その後の保清を行う。

【ケアプラン例】
『外出時は洋服や髪形を選べるようにし，化粧をして出かける。』

⑪役割を持つ
●日常生活の視点
・自分は誰か（名前）を理解していますか？
・自分のことは自分でしようとする意思はありますか？
・自分にとって安心できる居場所（好きな場所）がありますか？
・好きなこと，好きなものがありますか？
・社会との接点を持っていますか？
・自分の役割意識を持っていますか？
・家族の中で自身の役割がありますか？
・病棟の中で自身の役割がありますか？
・利用者同士の友達意識，仲間意識はありますか？

●行い整える内容
＊役割意識（有用感）が高められるような援助をする。

- 本人の持てる力に合わせた取り組みをする。
- その人の「持てる力」がさまざまな場面で発揮でき，役割を果たせるように工夫する。
- 活動で「氏名」を呼び，注意を促す。

＊安心できる居場所を提供する。
- 本人が好む行為，活動，好きなものがある場合は，活動する時間や場所の保障や，好みのものを提供する。ない場合は，いろいろな取り組みをし，興味のあるものを見つけていく。
- 本人が心地よいと感じられる居場所があれば，その場所で過ごせるように配慮する。

＊社会との接点が持てるように支援する。
- 社会の中で活動できる場所を探す。
- 社会資源（ボランティア，学生）を活用する。

【ケアプラン例】
『ボランティアさんが病棟に来て一緒に本を読んでいただける日が決まったら，ご自分のカレンダーにシールを張っていただく。』

⑫変化を創り出す
●日常生活の視点
- 心地よいと感じることができますか？
- 生活の中に変化（楽しみ・潤い・心地よい刺激）はありますか？
- 生活の中に変化がない場合は，それに対し退屈さを表現することができますか？
- どんな刺激（本・絵・音楽・玩具・光など）に興味を感じますか？
- どんな情報（刺激）なら受け入れられますか？
- 一人で過ごすことができますか？
- かかわりは不足していませんか？
- 家族の面会やお便り，贈り物がありますか？
- 利用者の日頃の様子を家族やスタッフ間に伝えていますか？
- 家庭環境はどうですか？
- 社会との接点がありますか？

●行い整える内容
＊単調な生活にならないように変化のある環境をつくり，さまざまな刺激を提供する。
- 感覚刺激を使ったかかわりをする。
- スキンシップなどで触れ合う時間をつくる。
- 散歩などで外気に触れる時間をつくる。

＊関心，興味を示すものや事柄を提供する。
- 関心，興味があるものを生活に取り入れる。

・リラックスできることを探す。
　　・行事参加，面会，外出泊の機会をつくる。
＊家族との絆を大切にする。
　　・家族だけで過ごせる時間と場所を提供する。
　　・手紙などで家族に日頃の様子を伝える。
　　・家族の思いを受け止め，ケアに反映する。
＊社会資源を活用する。

【ケアプラン例】
『スヌーズレンで感覚刺激を楽しむ。興味を示すものを増やしていく。』

⑬生活における小管理
●日常生活の視点
・暮らしやすい環境になっていますか？
・生活の場（居室・ベッド・車いすなど）に自分らしさを表現したいと思っていますか？
・生活にリズムがありますか？
・日常の細々としたことを解決したり，判断することができますか？

●行い整える内容
＊生活環境を整える。
　　・生活の場を清潔にする。（掃除，整理整頓など）
　　・日用品の補充や私物の管理をする。
　　・本人に届けられた手紙や荷物を整理し片付ける。
＊安全な環境をつくる。リスクがあるからできないのではなくて，どうすれば安全にできるかを考える。
　　・生活の場の危険なものを取り除く。（釘類，薬品，家具，機械類など）
　　・職員や手伝ってくれる人と一緒に行う。
＊他の人とトラブルにならないように気を配る。
＊生活の場に自分らしさを表現したい意思を尊重する。
＊余分なものは持ち歩かない。（落とし物をしない）

【ケアプラン例】
『お気に入りの歌手のCDを一緒に棚に整理する。』
『家族の写真をベッドサイドに飾る。』

⑭家計を管理する
●日常生活の視点
・お金の意味が分かりますか？
・お金を自分で管理できますか？　自分で管理できない場合，誰が管理していますか？
・買い物をすることを楽しみにしていますか？

●行い整える内容
＊金銭を管理する。
　・金銭の管理者を明確にする。（後見人，親，兄弟，施設など）
　・管理を任された金銭については，その出納を明確にして，利用者および管理をしている人に報告をする。
＊生活の上で必要な物（私物）は本人の意見を尊重し，好みのもの購入する。
　・家族や後見人に購入を依頼する。
＊自分で買い物をする機会をつくる。
　・外出時は担当者が金銭を管理し，利用者と相談して好みにあったものを購入する。

【ケアプラン例】
『お母様が年金を管理しているので，お小遣いが必要な時は，ケースワーカーを通して連絡する。』

⑮健康を管理する
●日常生活の視点
・心身の不調や違和感を感じたり，訴えたりすることができますか？
・心身の不調を示すサインがありますか？（表情やよだれ，動きの変化など）
　いつもと比べて，変だと思うことはありませんか？「おやっ・あれっ」と感じたことを大切にしましょう。
・薬を飲んでいますか？
・自分にとって必要な健康法やリハビリテーションが分かりますか？

●行い整える内容
＊健康を管理する。
　・定期検診を実施する。
　・栄養状態や体重の変化に気を配る。
　・日頃の健康な状態を知り早期に異常を見つける。
　・リハビリテーションスタッフと連携を図り，生活の中に取り入れる。
　・確実に与薬を行い，また，副作用の観察をする。

【ケアプラン例】
『○○さんは，流涎が少なくなってきたら体調が悪くなる可能性があるので，観察する。』

引用・参考文献
1）日本マカトン協会ホームページ
　http://makaton.jp/
2）金井一薫：KOMI理論―看護とは何か，介護とは何か，現代社，2004.
3）金井一薫：実践を創る 新・KOMIチャートシステム―ナイチンゲールKOMIケア理論にもとづく「看護過程」の展開，現代社，2013.
4）金井一薫：実践を創る 新看護学原論―ナイチンゲールの看護思想を基盤として，現代社，2012.

2 特徴的な行為がある利用者のケア

元・第6病棟 療育長
多田野由起子

　私たちは普段，自分の思い，考えを言葉や動作で伝え，相手とコミュニケーションをとっています。重症児（者）も，実際に言葉では難しくても自分の持てる力を最大限に使って，日々思いを伝えようとしています。言葉という表現方法を持たない利用者の中には，「行動」によって周囲に働きかけ自分の思いを表現する人たちがいます。身振り手振りのほか，その「行動」自体にどんな意味があるのかすぐには分かりにくいものもあります。私たち介助者には，その「行動」の意味を探り，利用者の気持ちに寄り添ったケアを導き出せるような支援の姿勢が求められます。

行動障害とは

　突然自分の頭を叩く，大声をあげる，食べ物以外の物を食べてしまう，頻回につば遊びをしている，衣服を何枚も破ってしまうといった利用者の様子を目にした時，そのしぐさや行動の理由が分からず疑問に感じたり，対応に困った経験はありませんか。また，このような一見不適切にも見える行動を示す利用者に対して，「分からない人」「困った人」だととらえがちではないでしょうか。

　重症児（者）には，自分で移動や歩行が可能な重度，最重度の知的障害児者（大島分類では区分2に該当，個人の状態によっては区分5・6・10・11・17に該当する周辺児も含む）とされる人たちがいます。重度の知的障害や自閉症といった発達障害では，その障がいの特性から行動上の問題が生じやすい傾向にあります。脳の器質的な障がいや知的発達の未熟さによるコミュニケーションの問題から周囲の状況が理解できず，思いや要求を言葉でなく「行動」という手段で伝えようとします。これらの「行動」は理由なく行っているわけではなく，介助者に向けて本人が発信している何かしらのサインだとも言えます。障がいの特性や周囲の環境によっても異なりますが，行為の頻度が少なかったり生活に支障がない範囲であれば，それほど問題視されないかもしれません。しかし，その行動の頻度が高く危険を伴うものであったり，本人や他の利用者の日常生活にまで支障を及ぼすようになってくると，適切な対応策，ケアを検討することが必要になってきます。このような「行動」が持続し，そのために社会生活の参加や日常生活，健康管理が長期にわたって困難を来している状態は「行動障害」と呼ばれます。なお，本書では，一般的に行動障害（問題行動）として

使われている言葉は特徴的な行為として表記しています。

特徴的な行為の種類

行動障害とされる特徴的な行為の種類はさまざまです。

自傷

自分自身による，自らの身体に損傷を負わせるようなさまざまな行為のことです。次のような行動が見られます。

- 身体の一部（唇，手，指，腕など）を咬む
- 物に頭や手，足を打ちつける
- 頭，頬，大腿を叩く
- 床に身体を打ちつける
- 傷口をいじる
- 爪を剥がす
- 抜髪
- 目をいじる
- 皮膚をむしる
- 耳や鼻を化膿するまでいじる
- かさぶたを剥がす
- 鼻に指や異物を入れる　　など

他害

自分以外の人を傷つけてしまうことです。次のような行動が見られます。

- 不特定多数の利用者を叩く，突き飛ばす，咬みつく，引っ掻く
- 特定の利用者を叩く，突き飛ばす，咬みつく，引っ掻く，目を突く，いすやベッドから引きずり下ろす
- 近くにいる利用者に突然つかみかかる，覆い被さる
- 衣類や髪の毛をつかんで引っ張る
- いすを急に倒したり，投げたりする
- 食事テーブルを倒したり，食器を片付ける際に投げたりする
- 車いすごとスピードを上げ，他の人にぶつかっていき，そのまま乗り上がる
- 他の利用者のかさぶたを剥がし，傷をつけて血を舐める　　など

異食

食べ物以外の物を食べてしまうことです。次のような行動が見られます。

- 床などに落ちているもの（ビニール，糸くず，布，紙，薬袋，鍵，おもちゃ，髪の毛，草，小枝，砂利，土，残飯など）を食べる

- 近くにあるものや破ったもの（衣類〈日常着，パジャマ，肌着，下着〉，洋服のボタン，車いすやベッドのネジ，セラピーマット，寝具〈シーツ・毛布・タオルケット〉，包帯など）を食べる
- 排泄物を食べる　　など

布破き
　布でできている物（シーツ，毛布，衣類などのあらゆる布製品）を破ってしまうことです。次のような行動が見られます。
- 寝具（シーツ，毛布，タオルケット，布団）を破く
- 衣類を破く（好みの形にする，古くなった服を破く，新しい服を破く，食べるために破く，着ている服が気に入らないと破く）
- カーテンやタオルを破く
- 繊維で遊ぶために破く　　など

情動
　急激に引き起こされる一過性の激しい感情の動きです。次のような行動が見られます。
- 泣く（突然泣き出し，しばらく泣き続ける）
- 高笑いをする（「ほっほっほ」「きゃぁきゃぁ」などと笑いが断続的に続く）
- 奇声を上げる（決まったリズムの発声や「キー」と甲高い声を出す）
- うなり声を上げる（「ウーウー」とうなり続ける）
- 吠える声を上げる（「ウオーウオー」と遠吠えのような声を出す）　　など

常同行動
　特に目的のない，同じ行為や動作を繰り返し行うことです。次のような行動が見られます。
- 身体を前後や左右に揺らす
- 首を振る
- 手かざし，手たたき
- フラッタリング（紐や布，手などをひらひらさせる）
- ピョンピョンと跳ねる
- 身体の一部を軸としてクルクル回転する　　など

指しゃぶり・手舐め・つば遊び
　指をしゃぶったり，手を舐めたり，つばで遊ぶことが見られます。
- 覚醒・入眠時に限らず，指しゃぶり・手舐め・つば遊びをしている
- 興味・関心を示すことがない時に指しゃぶり・手舐め・つば遊びをしている
- 手を咬むようにして指しゃぶりをする
- 舐めたり咬んだりするおもちゃがない時に指しゃぶりをする
- 指しゃぶりから移行して，衣類をしゃぶっている

- 喉の奥深くに指を入れてしゃぶり，嘔吐する
- 声をかけると一時的に止めるが，絶えず指しゃぶりをしている
- 舌を手でつかみながら，つば遊びをしている
- 口の中につばをためて，音をたてたり泡を作ったりして遊ぶ
- つばを手につけて手をかざす
- つばを手でこねたり，糸を引くようにしたりして遊ぶ　　など

呑気（症）

緊張した時に空気を飲み込むことがよくあり，これにより胃の不快感・痛み・上腹部の不快感・げっぷ・おならなどの症状として表れます。次のような行動が見られた後に起こります。
- 歯ぎしりや歯をかみしめている
- 時間に関係なく口をくちゃくちゃ・モグモグしている
- 指しゃぶり，つば遊びをしている
- 筋緊張が強い
- 経管栄養の時に口をくちゃくちゃ・モグモグしている
- ストレスがある　　など

特徴的な行為の要因

上記のような状態は脳の器質的な原因（内的要因）のほかに，環境的な要因（外的要因）が加わることで増幅することが分かっています。

内的要因
- 脳の器質的障害による行動の偏り（多動性，衝動性，注意の障害，自閉症）
- 発達レベルの未熟さ
- 感覚障害（感覚の過敏性が興奮や自傷行為につながることがある）
- 身体の不調（痛みや病から生じるいつもとは違う行動）　　など

外的要因
- 対人関係（威圧的な対応，本人の感情を無視した共感性のないかかわり，周囲の一貫性のない対応）
- 本人の発達レベルや嗜好に合わない日課や環境
- 不安，恐怖，緊張を引き起こす出来事
- 生活の環境（施設入所での集団生活など）

例えば，重度の知的障害があるAさんは毎日の生活リズムが確立しており，自分なりのペースを大切に過ごしていますが，行事の都合で午後の入浴が午前に変更されたり，病棟のワックスがけでいつもと違う場所で過ごしたりする日は，突然の予測がつ

かない状況に納得ができず，不安感から自分の頭を激しく叩いたり指を咬んだりしてしまいます。その行動の意味に職員が気づき，散歩に出かけるなどの代償行為を提供できると，自傷行為はかなり軽減できます。

　一方，Aさんの行動の意味に気づかず，行為のみに目を奪われ，不適切だと止めようとするだけでは，Aさんは気持ちを理解してもらえない不信感からますます自傷行為がエスカレートしてしまいます。Aさんの障害特性を無視した対応では，自傷行為は激しくなり，このような状況が繰り返されるとその行為はだんだん強化されていきます。この状態は「強度行動障害」と呼ばれます。なお，強度行動障害の判定は1993年から厚生労働省が示している「強度行動障害判定基準表」（ ダウンロード ）または「行動援護の判定基準表」に基づいて判定されます。対象の利用者についてはこの項目に従って行動を年に1～2回評定しています。

　また，音にとても敏感で重度の知的障害があるBさんは，誕生会で演奏されたハンドベルの音色に突然大声を出して興奮し，演奏中，正座の状態で上半身を前後に激しく揺らし続けたことがありました。一見，誰もが心地よいと感じる音がBさんには大きな不快刺激となり，その刺激から逃れたくて激しく興奮してしまったのではないかと考えられます。

　自分で見通しを持つことが苦手であるにもかかわらず，生活のさまざまな場面で予定が急に変わってしまい何をしたらよいのか分からず，ずっと不安な気持ちを抱えたままでいる，また，感覚の過敏があるにもかかわらず，不快な刺激の中でじっと我慢していなければならないなど，個人の障害特性に配慮のない環境で過ごすことはその本人にとって非常につらい状況です。利用者が示す行動をその場にそぐわない不適切な行動だ，分からない，困った人だと，介助者はその場の様子で決めつけてしまいがちですが，実は一番困っているのは介助者ではなく，本人なのです。頭を叩く自傷行為のある人も起きている間中ずっと行っているわけではありません。することがなく暇にしている時や要求が聞き入れてもらえない時など，特定の状況において生じていることがあります。

　「行動」には必ず理由があります。その理由が分かりにくいところが障がいのある人たちへの支援の難しさですが，理由が分かって対応することで特徴的な行為の回数が減ったり程度が軽減されたり，利用者の表情が穏やかになるなどの変化が見られた時は私たち介助者にとってもうれしいものです。

基礎疾患と特徴的な行為

　特徴的な行為の中には，基礎疾患（原疾患）から生じる症状として表れるものがあります（**表1**）。この場合，症状としての行為を抑えたり代償行為を提示することは

表1 基礎疾患から生じる特徴的な行為

レット症候群	ほぼ女児のみに発症する発達障害で，手を握る，もむなどの常同行動が見られる。
レッシュナイハン症候群	体内の代謝酵素の働きが先天的に不全で，尿酸が過剰に発生する遺伝子疾患。口唇をかみ切るなどの自傷行為がある。
トゥレット障害	脳の機能的な障害で慢性的なチック症状を示す。
コルネリアデランゲ症候群	先天性の遺伝子疾患で自己刺激の欲求から激しい自傷行為が見られる。

できません。いかに本人が傷つくことなく安全にその行為を行うことができるよう配慮するか，視点を変えて考えていく必要があります。

実際の事例での検討

　行動障害がある人の対応を考える時には，まず，その本人をありのままに受け止めることが大切です。特徴的な行為そのものについ目を奪われがちですが，それによって生じる利用者の生活が偏ったり狭まったりしていないか，ほかの利用者に影響を及ぼしていないかなどをよく観察することが大切です。行為に対してやみくもに対応するのではなく，まずは本人の障害特性や環境を把握し，特徴的な行為の前後の状況を記録，分析，評価（アセスメント）した上で対応策，ケアプランを検討していきます。

　代表的な方法の一つが「ABC分析法」です。1つの行動について3つの要素（A：行動の前の刺激や出来事，B：行動，C：行動の結果）から分析し，その行動の目的（機能）を推測するもので，機能的アセスメントとも言われています。

　破衣行為がある利用者についてのアセスメントとその結果，実際に実践しているケアプランを紹介します。

破衣行為のあるCさんの事例

　重度の知的障害のほか，難聴，視力低下も伴うCさんは，自分の気持ちを言葉ではうまく表現できません。職員の手を引っ張るなどの行動で要求を伝えようとしますが，思うように伝わらない場合は自分の頭を激しく叩いたり，指を咬んだり，衣類を破いたりするといった特徴的な行為があります。特に破衣行為については，衣類のタグやほつれ，ほころびを見つけた時，衣類が自分の好みではない時，新しい衣類を着たい時，その他何かを要求している時などに破いてしまうことが多く，破りはじめるとなかなかその行為自体を自分で止めることができない様子が見られます。そんなCさんの行為に対して，どのようなケア，配慮が必要なのかを考えてみます（**図1**）。

　衣類を破ってしまう行為の直前には「熱い，寒い」「ほころびがある」「着用している衣類が気に入らない」などの状況があり，破ってしまったことで新しい，または別の衣類に着替えられたという本人にとっては望ましい結果が得られています。この流

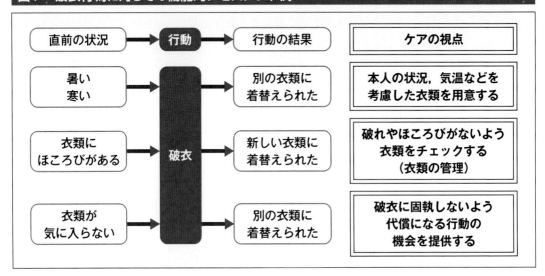

表2 破衣行為に対するケアプランの例

1) 病棟内の温度, 湿度のほか, 本人の体温, 体調に変化はないか観察する。
2) 衣類は袖や襟首などに破れがないか, タグやほつれがないか確認してから渡す。
3) 続けて2回破ってしまったら, 衣類へのこだわりを一度断ち切るためにも少し時間をおき, 本人の様子が落ち着いてから衣類を渡す。
4) ほかの利用者の衣類を気にする時はその利用者には着替えてもらい, なるべく本人から距離を置いてもらう。
5) 何度も破る行為が続いた場合はジェスチャーで洋服のストックがないことを伝え, 本人の衣類棚を直接確認してもらう。
6) イライラして落ち着かない時は散歩に出かける, 水分を摂取する, お手伝いなど, 衣類以外に気持ちが向けられるような行動を促してみる。
7) 衣類を破ってしまう行為だけでなく, その前後の本人の様子を観察し記録に残す。

れが続いてしまうと, 衣類を破れば自分の思いが伝わる, 思うような結果が得られるという誤った学習結果が身についてしまうことになります。そのような状況をできるだけつくらないようにするために, 直前の状況と行為の結果から「本人の状況, 気温を考慮して衣類を渡す」「ほころびがないような衣類を準備する」「破衣行為に固執しないような機会を提供する」などのケアプランを検討し, 詳細な内容としては**表2**のような項目を実践しています。

　行動障害は, 自分ではどうしようもない不安や混乱, 我慢のできない不快な感覚などに対する要求が行動として表れたものです。多様な表現方法を持たない重症児(者)にとっては1つの行為がいつも同じ1つの意味を表しているとは限りません。ある時は「関心を集めたい欲求の表れ」として, 別の場面では「嫌な出来事や苦手な環境から逃避したい」「退屈だから何か刺激が欲しい」「今手助けしてほしい」など, 状況によって行動の目的と意味は変化します。そのため, 本人が今求めている本当のニーズ

表3 行動障害に対し,病棟で心がけていること

1. 安定した規則正しい生活を整える。
   →身体の生活リズムの乱れは行動に影響されやすくなります。食事・睡眠・排泄・運動など全身状態の安定が保たれるよう配慮しています。
2. 利用者を肯定的に理解する。
   →利用者の障害特性,行動,生活背景をありのまま受け止めることが出発点になります。目の前の行動だけで利用者を判断するのは適切ではありません。
3. 統一した対応,かかわりを目指す。
   →一貫性のない対応では本人を混乱,不安定にさせ不適切な行動を強化させてしまうことになります。介助者が同じ方向を向きながら協力して支援に取り組む体制づくりが欠かせません。
4. 安心して生活できる環境をつくる。
   →本人にとって心地よい居場所を提供することは,気持ちを安定させ,特徴的な行動の予防にもつながります。

は何なのか,その場面ごとに見極めることが必要です。

薬物療法

さまざまな支援を試みても特徴的な行動の偏りがなかなか改善しない場合は,内服薬の調整も検討します。行動を抑制する目的ではなく,結果として行動の異常さを軽減する目的で行います。抗うつ薬,抗精神病薬,抗不安薬,抗てんかん薬,睡眠薬など中枢神経に作用するすべての薬が含まれます。

薬の効果は個人差が大きく,副作用(過鎮静や眠気,便秘,排尿障害など)も出やすいため少量から慎重に増量し,症状を見ながら効果を確認し,できるだけ副作用を回避するよう努めていきます。病棟では内服薬の調整について児童精神科医師や病棟スタッフで定期的に話し合いを持ち,情報を共有するようにしています。

行動障害へのアプローチ

行動障害がある利用者にはその場しのぎの対応ではなく,本人についての情報共有はもちろん,統一したかかわりを継続していく体制が必要です。病棟スタッフだけではなく,定期的に訓練を行っているリハビリスタッフも含め,本人を支援するメンバーがそれぞれ同じ方向に向かって対応していくことが望ましいのは言うまでもありません。

表3の項目は日頃病棟で心がけている内容です。思うようにいかない時もありますが,時間をかけて,利用者が安全安楽に過ごせるよう努めています。

特徴的な行為がある人へのアプローチは,その行為で「誰が一番困っているか」を

考えることが基本です。介助者は対応に悩んでしまうことがありますが，本当に困っているのは利用者本人です。さまざまな行為は本人が支援と理解を求めているサインであり，私たち介助者はその思いを受け止める存在です。そのため，利用者のその行為は本当に問題なのか，介助者が都合よく判断して行為を強化させてはいないか，折に触れ振り返ることが大切です。利用者のストレートな反応に，時には私たちの感情が大きく揺さぶられることがあるかもしれません。どれだけ配慮や工夫を重ねても特徴的な行為が現れてしまうことは事実です。しかし，配慮や工夫次第で行為が軽減したり予防できることも事実です。本人の状況に合わせた支援をその都度検討し，試行錯誤を繰り返しながら利用者と共に一歩一歩進んでいきましょう。

参考文献
1）厚生労働省：「強度行動障害児（者）の医療度判定基準」評価の手引き
2）全国地域生活支援ネットワーク監修，牛谷正人他編：行動障害のある人の「暮らし」を支える―強度行動障害支援者養成研修〈基礎研修・実践研修〉テキスト，中央法規出版，2017.

3 呼吸，食事，ポジショニングの工夫

第5病棟 療育長
石川 勉

療育部 副部長
摂食嚥下障害看護認定看護師
舟田知代

　重症児（者）が健康な状態を保つためには，①安静な呼吸ができるようになること，②緊張が落ち着き，痛みがない状態になること，③十分な栄養が取れること，④精神が安定し，心が穏やかであることが必要です。これらが満たされて，初めて気持ちが外へ向かい，いきいきとした生活を楽しむことができます。そのため，重症児（者）における基本的な生活ケアの15項目の中でも，呼吸，食事，ポジショニングは，日常的に支援することの多い項目であり，利用者一人ひとりに合った支援を考えるのは，とても悩むところです。しかし，「心と体は一つ」の言葉のとおり，ケアはいかなる時も，心と身体の両面に働きかけるように実践していくことが重要です。当センターでは，利用者のケアプラン作成に役立てられるよう，呼吸，食事，ポジショニングについて具体的な方法を示しています。以下にそれらを紹介します。

呼吸

　重症児（者）では，呼吸障害だけが単独で存在することはなく，ほかの症状が複雑に絡み合っています。てんかん発作，筋緊張異常，摂食・嚥下障害，栄養障害，胃食

道逆流をはじめとした消化器障害，側弯などの身体の変形，感染，心理的要因，中枢性呼吸障害との相互関係の中で呼吸障害をとらえる必要があります。さらに，加齢と共に変化することを忘れてはなりません。

　豊かな生活をしていく上で，呼吸が安楽であることはとても大切です。そのために必要なことは，その人の「いつもの呼吸」を知り，呼吸をしやすい状態にからだ全体を整えることです。まずは，呼吸状態を観る（口・鼻・肩・胸・腹の動き），においを感じる，呼吸音を聴く（のど・胸），手で触れて感じる（緊張・発汗），身体の五感から発せられるサインを感じ取り「いつもの呼吸」との違いを見分けましょう。

重症児（者）の呼吸障害と努力呼吸から来る悪循環

　図1に示すように，上気道の狭窄や胸部の変形などにより換気が十分にできないと，一生懸命息を吸おうと力んでしまい，過緊張になります。そうすると，胸郭の動きが悪くなり，空気の出入りも悪くなります。重症児（者）は，このような悪循環が永遠に続いていきます。そのため，どこかでこれを断ち切るアプローチが必要となります。

重症児（者）の呼吸障害の分類および原因その対策

　重症児（者）の呼吸障害は，次の4つに分類されます。

●中枢性低換気

　呼吸中枢に問題がある場合の呼吸障害です。原因とその対策を**表1**に示します。

●閉塞性換気障害

　筋緊張の異常により空気の通り道が閉塞し，呼吸障害が起こります。原因とその対策を**表2**に示します。

●拘束性換気障害

　緊張や側弯などの変形により，胸郭の運動が制限されて起こる呼吸障害です。原因

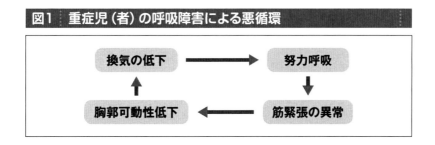

図1　重症児（者）の呼吸障害による悪循環

表1　中枢性低換気の原因とその対策

原因	対策
呼吸中枢（脳幹部）の機能障害 　一次性：重度の仮死などで脳に障害 　二次性：気道狭窄により低酸素症・低換気が続き，呼吸中枢が麻痺してくる	非侵襲的陽圧換気（NPPV） 人工呼吸器管理
鎮静薬（麻酔薬・抗てんかん薬など）	薬剤の量調整や変更

表2　閉塞性換気障害の原因とその対策

原因		対策
上気道閉塞	舌根沈下 下顎後退	体位変換（ポジショニング） 下顎前突位，経鼻エアウェイ
	アデノイド 扁桃肥大	耳鼻咽喉科的治療
	喉頭軟化症	気管切開，外科的治療
下気道閉塞	喘息	薬物療法
	気管狭窄	ボツリヌス毒素注射，持続的バクロフェン髄注
	気管軟化症	NPPV（CPAP） 気管切開，人工呼吸器

表3　拘束性換気障害の原因とその対策

原因	対策
胸郭変形 側弯	体位変換，筋緊張の緩和，リハビリテーション（胸郭の柔軟性，可動性向上）
肺炎，無気肺	抗生物質，去痰薬，リハビリテーション
呑気による腹部からの圧迫	摂食介助方法の検討 経管チューブからの脱気
便秘	排便コントロール（浣腸など）

表4　呼吸障害の増悪因子とその対策

増悪因子	対策
分泌物貯留	口腔ケア，抗てんかん薬の調整・変更，嚥下機能訓練，ポジショニング，用手的微振動，持続吸引，気管切開
胃食道逆流症	ポジショニング，薬物療法，空腸栄養，栄養剤の調整，外科的治療（ニッセン）
誤嚥	食事介助，食形態の調整・変更，経管栄養，外科的治療
てんかん	抗てんかん薬
過緊張	ポジショニング，用手的微振動，薬物療法，ボトックス，外科的治療

とその対策を**表3**に示します。

● その他（増悪因子）

　表4に示す症状があると，呼吸障害が増悪することがあります。

呼吸を整えるために～ポジショニング・肺理学療法など

● 呼吸障害のケアのポイント

　呼吸を整えるには，①空気の質を整える，②気道確保をする，③息を吸いやすくする，④痰を出しやすくするという4つの取り組みが必要になります。

図2　重症児（者）の呼吸に対する姿勢管理

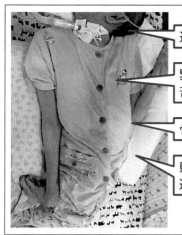

- 過度に首や体が反っている
- 緊張が強い苦しそうな呼吸
- 骨盤や身体が捻れている
- 動きが少なく同一姿勢で過ごす

・空気の通り道を確保できる姿勢
・リラックスできる姿勢
・胸の動きを阻害しない姿勢
・同一姿勢で過ごさない（姿勢のバリエーションを増やす）

原則！上気道通過障害の改善が優先

①空気の質を整える

前述のKOMIケア理論（「1．基本的な生活ケア15項目　①呼吸」〈P.80〉）を参照してください。

②気道の確保

上気道の確保を最優先します。頸部の位置を整える時には枕の高さに配慮が必要です。一時的であれば，介助者の手による下顎コントロールが最も有効です。首を軽く前に曲げオトガイ部や下顎角を持ち上げて，下顎をしっかり前に出す，下顎前突位にすることが効果的です。

③息を吸いやすくする

その人の特徴に合わせて安楽なポジショニングに整えることが重要です。活動に参加しやすい姿勢，リラックスできる姿勢，楽に呼吸ができる姿勢，摂食・嚥下しやすい姿勢など，生活場面・目的に合わせた姿勢が必要です。体位（姿勢）変換は，褥瘡，拘縮予防だけでなく，呼吸循環，内臓の機能という面からも重要です。ポイントを**図2**に示します。

腹臥位

仰臥位は，支持面が多く安定していますが，舌が後退し気道が狭くなりやすい，流涎が気管に流れ込みやすい，背中側の空気の出入りが悪いなど，呼吸にはよくないことが多いです。一方腹臥位は，**表5**のようなメリット・デメリットがあります。

腹臥位の姿勢を初めて整える時はリハビリスタッフに相談し，三角マットやポジショニング枕，バスタオルなどを使用してその人の変形・拘縮に合わせて調整します。この体位は本当に安全か？　安楽か？　その人の表情などを確認し整えます。長期的に姿勢の調整が必要な場合は，個別で本人用の枕を作成する場合もあります。安全に腹臥位を行うため，写真入りのポジショニング表を作成している場合もあります。

腹臥位の姿勢をとっている間は，次の点を注意して確認します。

表5　重症児（者）が腹臥位を行う場合のメリットと問題点

メリット	問題点
●上気道通過障害が改善され，空気の通り道を確保しやすい。 ・重力によって下顎後退，舌根沈下を防ぐことができる。 ・気道内分泌物を口腔外へ出しやすい。 ・唾液の誤嚥を防止しやすい。 ●重力により気道分泌液が貯留して無気肺になることを防ぐことができ，下側肺障害を予防できる。 ●副交感神経が優位になるため，緊張が落ち着きやすく，リラックスしやすい。 ●横隔膜の動きが得られやすいため，深い呼吸を促しやすい。 ●前や横など視野が広がる。	●変形拘縮により腹臥位を取ることが困難な場合がある。 ●体位変換に人手がかかり，骨折の危険性があるため2～3人で介助する必要がある。 ●頸がどちらか一方にしか向けない場合や，口・鼻，気切孔がふさがる危険性がある。 →頸部の位置を整え，必要に応じて口元部分のスポンジをくり抜く場合もある。 ●十分に胸が膨らまない時は換気低下に注意が必要である。 ●未経験の場合，拒否が強い場合がある。 →頭を高くし，膝立ちのような体位にするとよい場合がある。

・心拍数，SpO$_2$値など，バイタルサインはどうですか？
・顔色，表情はどうですか？
・緊張を強めていませんか？

④痰を出しやすくする

　気道内に貯留した痰を出し，楽に呼吸ができるように促すことが大切です。排痰法の基本原則は，排痰体位，痰の移動を促通する手技，咳・吸引の3つが重要です。安全・安楽に行うため，リハビリスタッフと相談し写真入りのポジショニング・手技のポイントを記入した表を作成している場合もあります。

　体位排痰法（体位ドレナージ）は，重力を利用して気管支の先の方にある分泌物を，中枢の太い気管へ移動させることを目的として行います。

　痰の移動を促通する手技は，排痰手技（用手的呼吸介助法・用手的微振動）などがあります。胸部の柔軟性，可動性を改善する，呼吸運動を助ける，換気を促進する目的で行います。呼気時に介助するものにはスクイージング・シェイキングなどがあり，吸気時に介助するものにはリフトアップなどがあります。リフトアップは，吸気時に背骨を持ち上げます。重症児（者）に有効な場合が多いです。

　用手的微振動は筋膜にアプローチするため，呼吸に合わせる必要がなく，熟練した技がなくてもできます。肩甲骨下端部，肩甲骨中央部，僧帽筋，肩関節の4つの部位に，1部位あたり1分程度の微振動（1分間に100回程度の振動）を行います。

　また，日中に十分排痰を行い，呼吸を整えておくことが重要です。

　なお，タッピング（叩く）は，重症児（者）は緊張して，換気が悪くなるため禁忌としています。

　呼吸介助の手順と注意点を**表6**に示します。

表6 呼吸介助の手順と注意点

- 肩周囲の動き，柔らかさを確認する。
  （吸気時に肩を上げる方向へ動かし，呼気時に肩を下げる方向に動かす）
- 胸の動き，柔らかさを確認する。
- 胸の運動方向に合わせて呼吸を介助する。
  （呼気時に圧をかけ，吸気時に力を抜く→その人の呼吸を邪魔しないことを心掛ける）
- 力を入れ過ぎない，手掌全体で胸郭を包むように添えます。
- 側弯のある人には，動きの悪い・動かない凸側部分への加圧を避ける。
- しっかり呼吸できるためには，「笑ってもらう」ことが大事。
  （その人の笑いのツボを押さえ，歌って踊れる介護者を目指そう！）

気管切開の管理・吸引
●気管切開による合併症
気管内壁の損傷
　吸引やカニューレ留置が損傷の原因となりやすく，出血や肉芽形成の要因となります。成長と共に気管切開孔が狭くなる場合は，永久気管孔の再手術が必要になることもあります。

腕頭動脈瘻
　気管と腕頭動脈との間に通路ができて，大量出血を起こします。最近は，CTなどで確認し，予防的に腕頭動脈離断術をする場合があります。

●気管カニューレ留置の注意点
気管カニューレの自己抜去防止
　固定を確認し，本人の興味がほかの物にそれるように工夫します。

カニューレの閉塞，抜去の防止
　カニューレが塞がらないように姿勢や衣服・掛け物に注意します。人工鼻のスポンジの湿気にも注意します。

　また，カニューレに無理な力を加えないようにします。首を過度に反らす，前屈・左右に強く回すことを避けます。小児用カニューレは短いため，容易に抜けることがあります。

　抜去時は，呼吸状態を観察し，その場を離れず応援を呼び，ドクターコールをします。

カニューレから異物の侵入を防ぐ
　人工鼻やトラキマスクを使用します。入浴，理容・美容時はテープ保護をします。

気管内の乾燥を防ぐ
　室内を加湿し，インスピロン・ネブライザー・人工鼻を使用します。

気管切開口を清潔にする
　分泌物は微温湯できれいに拭き取り，ガーゼは汚れたら交換します。

過剰・過少なカフ圧を防ぐ

ミニマムリークテストによりカフ圧の確認を各勤務帯で行います。

気管切開部からの吸引

吸引は，日本呼吸療法医学会より示されている『気管吸引ガイドライン2013』に準じて行います。

吸引チューブを入れる適正な深さ（長さ）をケースごとに決めます。リスクの少ない吸引はカニューレ内にとどめます。

● カニューレ内の吸引

痰が見えている時は，初めから吸引圧をかけ，吸引しながら挿入します。吸引圧は20kPa（150mmHg）にし，吸えていれば10秒以内，吸えなければ5秒以内とします。不適切な吸引は，気管（特に分岐部からの）出血の原因となります。

● カニューレフリー（気管孔形成しカニューレを留置していない）の吸引

痰が見えている時は，初めから吸引圧をかけ，吸引しながら挿入し，吸引圧は20kPa（150mmHg）以下で吸えていれば10秒以内，吸えなければ5秒以内にします。

● 呼吸器装着者，カニューレより奥の気管内の吸引

吸引圧は止めたまま決められた長さまで挿入し，吸引圧をかけ吸引しながらチューブを引き抜きます（気管分岐の手前までにとどめます）。吸引圧は20kPa（150mmHg）以下で吸えていれば10秒以内，吸えなければ5秒以内にします。吸引後の陽圧換気，酸素投与が必要な場合もあります。

生命維持監視装置・人工呼吸器使用中のケアのポイント

重症児（者）にとっての呼吸器とは，生きるためのもの，生命維持には欠かせないものです。生活をする上でなくてはならないもので，日常の生活に必要な眼鏡みたいなもの，身体の一部となっています。そして，生活の幅を広げるものでもあります。散歩に行き，遠足・ドライブに参加し，学校の授業に出席するものとしても大切です。

その人の持てる力を最大限に活用し，充実した生活を送れるようにするために呼吸器を一つの道具として，しかし，その人の体の一部となるように，介助者が整えて安全に使いこなしていく必要があります。

次の点に注意してケアを行います。

・回路が屈曲しないような位置にする。
・安全のため移動時・離脱時などに電源を切らない。
・モニター類のコードや線を絡まないよう束ねる。
・移動時などチューブが絡まないようにする。
・SpO_2モニターのプローブを指につけたまま移動しない。
・バッグバルブ換気の準備をする。

食事

食事の観察ポイント

食事をおいしく，安心して食べてもらうために，次のポイントを確認しながら，介助に入ります。

●食事前

利用者が食事を食べる準備ができているかどうか，食事を食べる前に必要な準備ができているか，次の項目を確認していきます。

①しっかりと覚醒していますか？ ➡眠ったままの食事は危険です。
②体調はどうですか？
③食事をする環境は整っていますか？ ➡音やにおいへの配慮も忘れないようにしましょう。
④姿勢は安定していますか？
⑤食事に必要な物品はそろっていますか？
⑥食事の形態や量は正しいですか？ アレルギーのある食材が混じっていませんか？

●食事中

食事中の観察は，利用者の機能に合っているか，量が適切かを確認する指標になります。飲み込みに時間がかかったり，むせたりしやすい食材，いつも残す食材があったりする場合は，単に嗜好ととらえず利用者からのメッセージと考え，情報を多職種で共有して，介助方法の統一に生かします。

①食事は利用者の見える位置にありますか？
②食べ物を口に運ぶと口を開けますか？
③口を閉じることができますか？
④食べ物が口に入った後，口はどのように動いていますか？
⑤飲み込むまでに時間がかかっていませんか？
⑥しっかりと飲み込むことができていますか？
⑦口の中に食べ物が残っていませんか？
⑧どのくらい食べられましたか？
⑨食べにくいもの，飲み込みにくい物はありますか？ むせたものはありますか？
⑩食べる順番に工夫は必要ですか？
⑪食具は，利用者の機能に合っていますか？

●食後

嚥下がしっかりできていたか，排気がしっかり促せるかどうか，食事で満足感が得られたかどうか，ていねいに観察します。次の食事も，安心しておいしく食べるためにとても大切です。

①呼吸は安定していますか？ ゼロゼロしていたり，むせたりしていませんか？

表7　当センターで提供している食事形態

食事形態	初期食		中期食		後期食
	ポタージュ食	ペースト食	マッシュ食	ソフト食	軟菜食
摂食機能	経口摂食準備期	嚥下機能獲得期 捕食機能獲得期	捕食機能獲得期 押しつぶし機能獲得期		すりつぶし機能獲得期 水分摂取機能獲得期
調理形態	半流動食		押しつぶし食（粘調軟固形食）		軟固形食
食べ物の特徴	ポタージュ状	ペースト状	マッシュ状	テリーヌ状 形があり， 舌でつぶせる軟らかさ	歯茎でつぶせる軟らかさ 食材の形があり， 親指と薬指で つぶせる軟らかさ
口腔機能と食事形態（主食）					
ごはん					
パン					
麺類					
口腔機能と食事形態（主菜）					
玉子料理					
肉料理					
魚料理					

②満足した表情をしていますか？　苦しそうな表情をしていませんか？

③姿勢は崩れていませんか？　車いすのベルトはきつくなっていませんか？

④車いす，または座位で過ごす時間は，確認できていますか？

● **食事形態**

　当センターでは，**表7**のように，主食，副食共に5段階に分けて提供しています。レスパイトなどで短期入所する重症児（者）の場合は，入所時に家族から，自宅でどのようなものを食べているのか，どのように介助しているのかを確認しています。

食事介助の具体的なケア

● **これから経口摂取を始める，または経口摂取を開始したばかりの利用者へのケア**

　経口摂取を開始するにあたっては，口腔機能だけでなく全身状態の評価を行い，本

人はもちろん，家族の思いを確認し，安全で安心して食事ができるように，医師，リハビリスタッフ，病棟スタッフなどで具体的な方法を検討し進めていきます。誤嚥のリスクも高いため，事前の口腔ケアや姿勢の管理も重要です。

過敏の確認と脱感作

顔や口腔周囲に触覚過敏があると，身体に触れただけで筋緊張が強くなったり，激しく泣いてしまったり，食事の介助ができなかったりします。そのため，経口摂取を開始する前には，触覚過敏の有無を確認し，過敏がある場合には過敏の除去（脱感作）を行う必要があります。脱感作は過敏のある利用者にとっては苦痛を伴います。食事とは別の場面で，楽しい雰囲気の中で行います。

ガムラビングと嚥下促通法

歯肉をマッサージすることで口腔内の感覚機能を高め，唾液の分泌を促し，嚥下運動を誘発させることをガムラビングと言います。前から奥に向かって一方向に力を加えてマッサージします。ガムラビングで分泌された唾液を嚥下する（嚥下促通法）ことで，経口摂取の準備をしていきます。唾液嚥下の訓練を行う中では，飴玉やごく少量のスープを唾液になじませ，味覚刺激を加えながら唾液の分泌を促す方法を取り入れ，訓練の中に楽しみを織り交ぜていくこともあります。

バンゲード法（筋刺激訓練法）

自分で口唇や頬，舌などの口腔周囲の筋肉を動かせない人や，動かせても動きが小さく弱い小児や重症児（者）に対して行う，口唇や頬，舌の筋肉の可動域を改善する訓練をバンゲード法と言います。顔や口腔周囲を触り，動かしていくので，過敏がある利用者には行いません。口の準備体操になるので，食事前に行うのが効果的です。

●**口を閉じる力が弱い利用者へのケア**

口腔周囲の緊張が弱かったり，かみ合わせが悪くうまく口を閉じることができないと，口の中で食べ物を処理することが難しく，圧を高めてしっかりと飲み込むことができません。次のような介助，訓練を行います。

口唇閉鎖介助（写真1）

自分で口を閉じるのが難しい利用者には，口を閉じるのを介助します。上下の唇を介助する場合には横からの介助（側方介助）を行い，体の大きい利用者や車いすで頭部が安定している利用者には正面からの介助（前方介助）が行いやすいでしょう。

かじり取り訓練

マッシュ状の固さのものを食べることができる利用者であれば，ラップやライスペーパーで巻いた軟飯や柔らかく煮た野菜などをかじり取ってもらうことも唇を使い，口を閉じる練習になります。また，一口量の学習や，一緒に握り口に運ぶことで，食具導入前の手づかみ食べの訓練にもなります。

写真1　口唇閉鎖介助

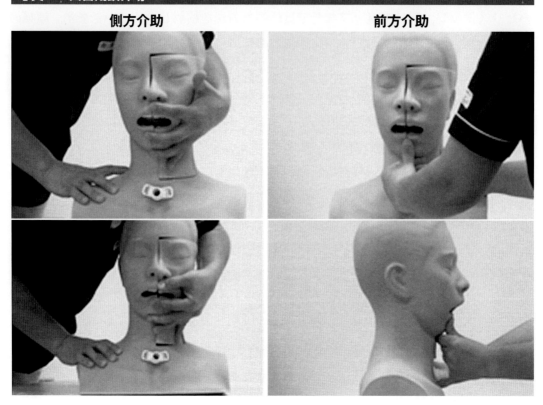

側方介助　　　　前方介助

● 口を開けない利用者へのケア

　食事の時に口を開けてくれない場合は，まずなぜ口を開けないのか，その理由を探ることが最も大切です。

筋緊張の強い利用者

　緊張を緩める姿勢や声かけの工夫をします。また，口を開けるタイミングを伝えるために，スプーンの先端で下唇に軽くトントンと合図を送ることもあります。

拒否の可能性がある場合

　拒否の原因を探る必要があります。過去に苦しかったり，怖かったりする経験をしていないか，見た目や味，においが苦手ではないか，食事の温度で違いはないかなど，日々の食事介助の中で見せる利用者の反応から，拒否の原因を探ることができるかもしれません。拒否に着目するのではなく，食べられた時の喜びを共有し，その状況を再現し，安心して食べられる機会を増やしていくことが大切です。

● 舌突出や口反射のある利用者のケア

舌突出のある利用者へのケア

　アテトーゼ型の脳性まひや筋緊張の強い重症児（者）に多く見られます。前後に強く出し入れする場合には，その動きに合わせて舌と一緒に食物を口腔内に運び，口唇閉鎖介助を行います。しっかり嚥下してから口唇介助の手を離します。また，強く舌を尖がらせたまま舌を出している場合には，リラックスするように体をさすったり，

写真2 さまざまなスプーン	写真3 食べやすい食器
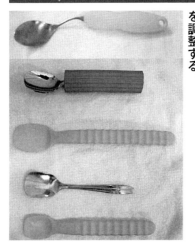	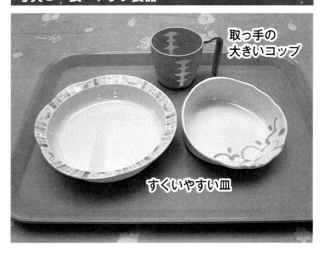

食具の握り方や口までの運び方によって、柄の太さや長さ、先端のスプーンの角度を調整する。

（写真3）取っ手の大きいコップ／すくいやすい皿

声をかけたりします。舌の先端をスプーンのボール部分で優しくトントンと刺激することで、舌の緊張が和らぐこともあります。

咬反射のある利用者へのケア

歯にスプーンを当てたり、突然大きな音を立てたりするなどの不快な刺激が加わらないように注意しましょう。また、咬んだ時に咬み切ったり、割れたりしない食具を選択します。食具を咬んでしまった時には、慌てて引き抜こうとせず、落ち着いて、利用者が安心するように声をかけ、力が抜けたところで引き抜きます。

● **自分で食べる人への支援**

利用者の持っている力を最大限に活用しながら、安全に食べてもらえるように支援します。

食具の選択（写真2）

利用者の食具の握り方や口までの運び方によって、柄の太さや長さ、先端のスプーンの角度を調整します。柄が太く短いと手で食べる間隔に近くなります。

食器の選択（写真3）

上肢機能に合わせて、すくいやすいふちのある食器や深皿に食事を盛りつけます。コップも、取っ手の大きいものや大きく傾けなくても飲めるノーズカットコップなどを選択します。また、テーブルの高さが合わない場合には、本人用の台座を使用して調整します。

ポジショニング

ポジショニングとは

ポジショニングとは、姿勢を取ること・調整すること、適切な姿勢の管理ですが、ただ身体の向きを変えるのではなく、何のための姿勢づくりかを考えて行うことが大切です。

ポジショニングには，次のような効果と必要性があります。
①変形や拘縮の進行を防ぐ。
②血液循環が改善されることで褥瘡を予防する。
③胸郭運動をしやすくすることで，楽に呼吸ができる。
④視点の変化により世界が広がる。
⑤筋緊張が緩和し，手指の動きなどが増える。

ポジショニング手順の基本
　次のような手順で行います。
①体に触れること，姿勢を変えることを声かけをして伝えます。
②筋緊張が強い時にはリラクゼーションを取り入れ，筋緊張が取れたことを確認してからポジショニングします。
③興奮している時には，興奮が収まるように優しく声をかけたりスキンシップをとったりします。
④変形拘縮している上・下肢が下敷きになっていないか，同一部位に過度の圧迫がかかっていないか，顔の位置は大丈夫か確認します。
⑤気管切開部が塞がれたり，気管カニューレやチューブ類が引っ張られたりしていないか確認します。
⑥ポジショニングで姿勢を整えた後は，必ず次の点を確認します。
　・重症児（者）にとって，安楽な姿勢になっていますか？
　・表情は穏やかですか？
　・呼吸は楽そうですか？
　・筋緊張は和らいでいますか？

褥瘡の予防
　体位変換後，マットや布団と接する部位に手を入れて，皮膚の緊張した状態を取り除きます（背抜き・尻抜き・かかと抜き）。姿勢のずれを防ぎ，ずれや摩擦を予防します。衣類やリネンのたわみ・しわは，局所的な圧迫となり褥創の原因となるため，体位変換と同時に，衣類やリネンを整えることが大切です。
　耳介の褥瘡予防のために，ピタ・ピロー®（立体格子ジェルの枕）と円座を組み合わせて除圧する場合もあります（**写真4**）。

姿勢ごとのポジショニングのポイント
●仰臥位のポイント
　頭の高さ，腕の位置，腹部が緩むよう股関節や膝の曲がりで調整します。

【頸部の変形が強い場合】
　無理にまっすぐにしようとすることで，気道を閉塞してしまう場合があるので，SpO_2や胸郭の動きを見ながら，位置を調整します。

写真4 耳介の褥瘡予防

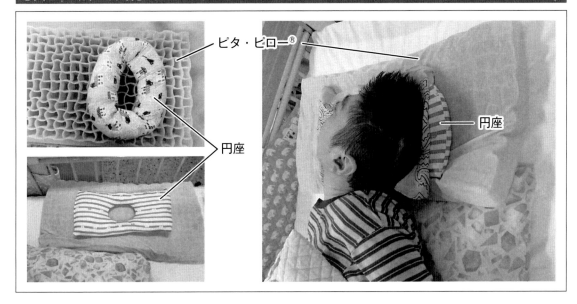

【円背（猫背）の場合】

枕を重ねて頸部の位置を高くして，膝の下にも枕を入れます。必要に応じて，横に倒れないようにサイドからも支えます。

●側臥位のポイント

下側の腕を前に出し，股関節を曲げて安定した支持面をつくります。

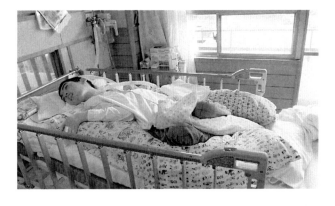

頭の高さを調節して気道確保し，身体が転がりにくいよう枕やクッションなどで調整します。

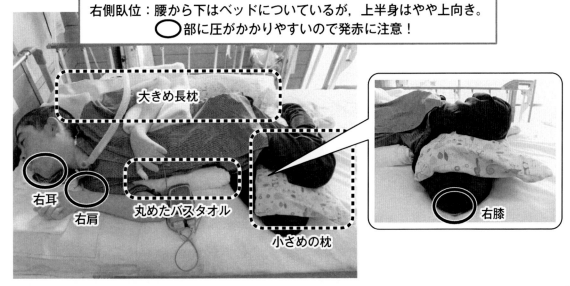

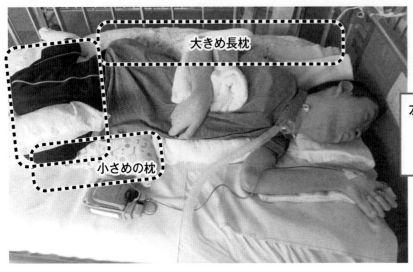

左側臥位：体幹は垂直だが，骨盤は右旋回しているので左膝下に高さが必要。

（大きめ長枕／小さめの枕）

● 腹臥位のポイント

顔面側の胸の下に枕を入れて，頸部を緩めること，膝を曲げて股関節や腰部を緩めることがポイントです。

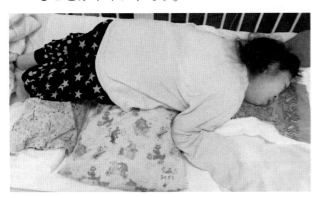
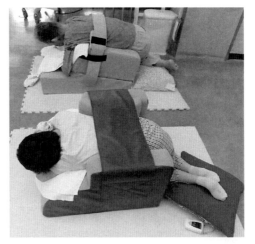

● 座位のポイント

頭部が支えられるように，腕をテーブルに乗せて，上背部の安定を図ります。気道確保と体幹伸展が一番のポイントです。

抱っこの場合には，あぐらの中央で，骨盤を安定させます。介助者の足の下に枕（ ▭ 部）を入れ，安定させることで，背部を安定させます。

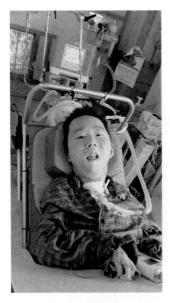
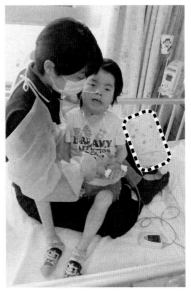

舌根沈下，喉頭部狭窄，唾液嚥下困難のあるケースは，前傾姿勢の方がよい場合もあります。

ポジショニングの注意点

　痛みや骨折に注意が必要です。少しずつ，ゆっくり姿勢を整え，支持面の急激な変化を避けます。

　ポジショニング後10分位で痰が移動するため，ポジショニング直後よりしばらくしてからの方が痰詰まりに注意が必要です。咳の弱い重症児者では，痰を溜め過ぎないようにします。

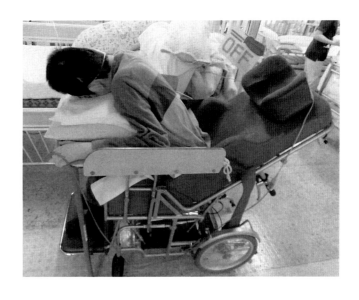

食事に関するポジショニング

●基本の食事姿勢（第1章「9. 食事　食事の進め方」〈P.45〉参照）

　軽く顎を引き，やや前傾気味となり，背筋はしっかり伸ばします。猫背になったり，体が曲がったり捻じれたりすると，消化吸収しにくくなります。また，猫背だと顎が上がりやすく，誤嚥しやすくなります。

　足はしっかりと床や車いすのフットレストに乗せ，安定させます。足が不安定だと，食事に集中できず，飲み込む力も弱くなります。

　テーブルの高さは，腕を乗せて肘が90度に曲がる程度が理想です。腕が安定することで，食べ物を運ぶ動作も安定します。身体とテーブルの間は握りこぶし1つ分空けます。

●誤嚥の予防

症状と原因

　一般的な誤嚥を疑う症状として，次のようなものがあります。

・食事中にむせたり，食事の後から声がかすれたり，ゴロゴロした呼吸音が聞かれたりする。
・原因のはっきりしない発熱や肺炎を繰り返す。
・食事に時間がかかるようになったり，特定の食べ物を口にしなくなったりする。
・体重が減ってきた。

　しかし，重症児（者）の場合には，むせを伴わない誤嚥（サイレントアスピレーション）が少なくありません。加齢のほか，呼吸障害や胃食道逆流などの上部消化管障害の合併が多く，変形などの姿勢の影響も大きいです。また，食事中の誤嚥だけでなく，飲み込む力が弱く，喉頭蓋谷や梨状窩の残留物を誤嚥してしまうのも，重症児（者）の特徴です。

誤嚥を予防する姿勢

　座位または30～45度のリクライニング位を取り，舌が床面と平行となるよう，頸部前屈位を取ります。頸部を前屈位にすることで咽頭と気管に角度が付いて誤嚥しにくくなり，前頸部の緊張が緩むことで嚥下もしやすくなります。

筋緊張が強い利用者のポジショニング

　筋緊張の強い利用者は，背側の緊張が強く反り返りやすいので，体の中心となる股関節を揺らしながら，ゆっくりと緊張を緩ませて曲げていきます。股関節を曲げた後は，おへそを見るように丸める（ボールポジション）と，全身の緊張が緩んでくるので，膝や肘を曲げながら姿勢を整えていきます。

　身体の大きな利用者は，2人で介助します。車いすのリクライニングを倒した状態で準備します。1人が上半身を支え，もう1人は下肢を支えながら股関節を屈曲させるように押さえながら車いすに移乗します。腰のベルトを固定した後，1人は関節が伸びないように揺らし支えながら，もう1人がリクライニングを起こし姿勢を整えていきます。必要に応じて，足が伸びないようにベルトで固定します。

　臥位で過ごす場合は，スペースを広く取り，手足がほかの利用者や物に当たらないようにします。のけぞったり，反り返ったりして空いたスペースには，柔らかいクッションや枕を入れると，加重が分散され，緊張が取れることもあります。

参考文献
1）日本小児神経学会社会活動委員会，北住映二，杉本健郎編：新版 医療的ケア研修テキスト―重症児者の教育・福祉・社会生活の援助のために，クリエイツかもがわ，2012.
2）3学会合同呼吸療法認定士講習会テキスト
3）紙屋克子監修・著，原川静子著：身体調整のための看護エクササイズ，ナーシングサイエンスアカデミー，2011.
4）ブログ遷延性意識障害の妻を支えて：腹臥位＋用手微振動プログラム
　http://toshiake.at.webry.info/201102/article_1.html（2019年3月閲覧）
5）北住映二他編：重症心身障害児・者 診療・看護ケア実践マニュアル，診断と治療社，2015.
6）浅倉次男監修：重症心身障害児のトータルケア―新しい発達支援の方向性を求めて 改訂第2版，P.75～76，へるす出版，2017.
7）金井一薫：KOMI理論―看護とは何か，介護とは何か，現代社，2004.
8）田角勝，向井美惠編著：小児の摂食・嚥下リハビリテーション 第3版，医歯薬出版，2009.
9）田角勝：子どもの摂食嚥下リハビリテーション―食べる機能を支援する40のポイント，診断と治療社，2013.
10）金子芳洋監修，尾本和彦編：障害児者の摂食・嚥下・呼吸リハビリテーション―その基礎と実践，医歯薬出版，2005.
11）金子芳洋，菊谷武監修：上手に食べるために―発達を理解した支援，医歯薬出版，2005.
12）鎌倉やよい編，鎌倉やよい，藤本保志，深田順子著：嚥下障害ナーシング―フィジカルアセスメントから嚥下訓練へ，医学書院，2000.
13）倉田慶子他編：ケアの基本がわかる重症心身障害児の看護―出生前の家族支援から緩和ケアまで，へるす出版，2016.
14）舟田知代：重症心身障害児（者）の食事と栄養，こどもケア，Vol.11，No.6，P.95～102，2017.
15）東口髙志：NST完全ガイド―経腸栄養・静脈栄養の基礎と実践 改訂版，照林社，2009.
16）日本呼吸療法医学会：気管吸引ガイドライン2013，人工呼吸，Vol.30，No.1，P.75～91，2013.

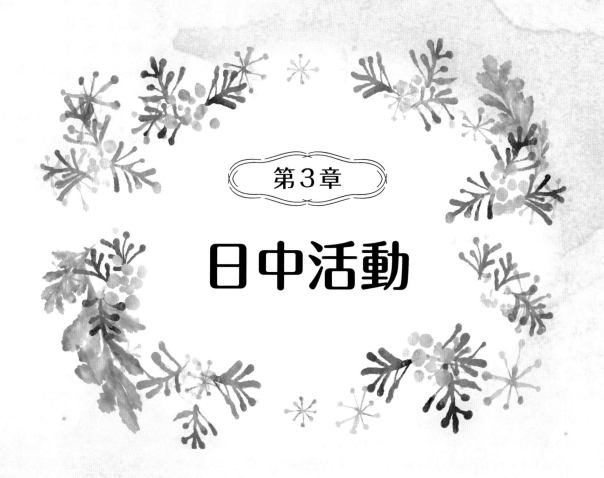

第3章

日中活動

1 CAPP
～人と動物のふれあい活動

第2病棟 療育主任
下村 毅

CAPPの目的

　当センターでは，日本動物病院協会（以下，JAHA）の協力を得て，1998年より「人と動物のふれあい活動」（Companion Animal Partnership Program〈以下，CAPP〉）を実施し，20年を迎えました。

　CAPPボランティア（飼い主）と重症児（者）・家族・職員がそれぞれお互いにかかわりを持ち，重症児（者）にとってさまざまな人や動物との「ふれあい」がもたらす効果を皆が実感し，重症児（者）の生活に楽しみや広がりをつくりだすことを目的としています。

　重症児（者）は，日常的に動物を身近な存在として見たり触れたりしてかかわるという経験がほとんどありません。普段の生活場面では味わうことができない動物とのふれあいを通じて，「視線を向ける・手を伸ばす・両手で包み込む・笑顔になる・声を出す・表情が輝く」などの顕著な変化が見られたりしています。

参加の方法

　年間を通して4回（6月，10月，12月，翌3月）実施しています。活動の場に少しでも慣れ親しむことができるように，年間を通じてなるべく同じ利用者が参加できるように配慮しています。各回とも，概ね1時間，生活している居住スペースとは別の場所で実施することで，特別感を得られるようにしています。

　CAPP活動は一対一で付き添い，1回の活動に参加する人数は，各病棟・デイケアセンターの重症児（者）約30人，家族，付き添い職員約30人，CAPP活動ボランティア（飼い主）約10人，犬や猫など約10匹となっています。

事前準備

　CAPP活動の効果をより引き出すために，事前の準備を大切に考え，入念に行っています。

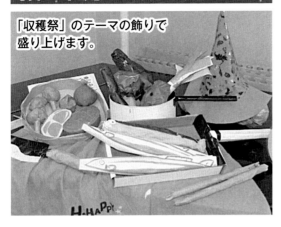

写真1　季節感のある飾りを準備する

「収穫祭」のテーマの飾りで盛り上げます。

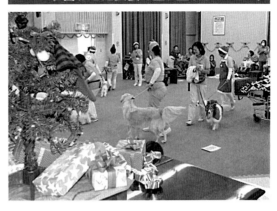

写真2　テーマ「クリスマス」に合わせた衣装で盛り上げる

案内状の送付

年度初めに家族に案内状を送ります（**資料1**）。一緒に参加していただくことで家族間の関係づくりの一助となっています。

飾り作り

各回にテーマとテーマカラーを設定し，季節感のある飾り作りを行います。利用者と職員が一緒に準備をして，共に楽しみながら当日を待ちます（**写真1**）。

職員への確認

CAPP活動時に配慮すべき事柄をまとめた支援ポイントカードを参加する職員を対象に事前に配布し，基本的な確認をしておきます（**資料2**）。職員は熟読して当日に備えています。

個人カードへの記録

利用者一人ひとりの楽しみ方には個別性があることと，参加する職員が毎回同じとは限らない点を踏まえて，個人カードに記録を残しています（**ダウンロード**）。前回のふれあった動物の名前，どのようにふれあったか，伝達・配慮事項などを確認します。

感染対策

感染対策は，当センターとJAHAの双方で行っています。居住スペースとは別の場所で実施することで感染対策にもつながっています。また，手指消毒や専用マットの活用など，必要な感染対策を早わかりシートで示しています（**ダウンロード**）。

取り組みの工夫と効果

動物もテーマに合わせたコスチュームで入場し，雰囲気を盛り上げてくれています（**写真2**）。全員で歌を歌ったり，動物によるパフォーマンスが行われたりするなど，ふれあいタイムの内容は楽しみがたくさんあります。

資料1　家族への案内状	資料2　支援ポイントカード
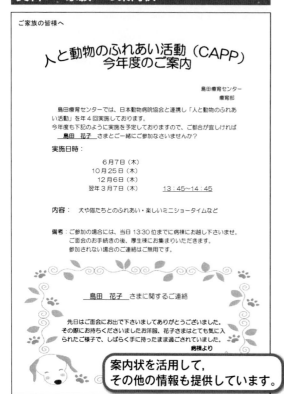	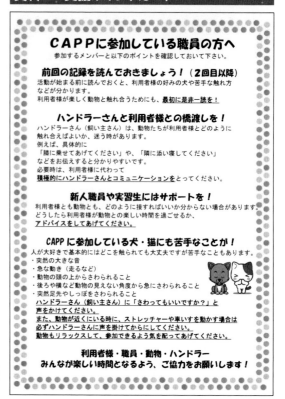

案内状を活用して，その他の情報も提供しています。

写真3　専用台を使用したふれあいの様子	写真4　利用者の姿勢維持
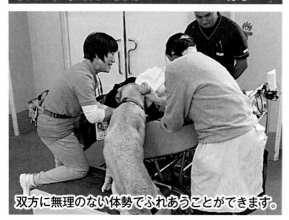	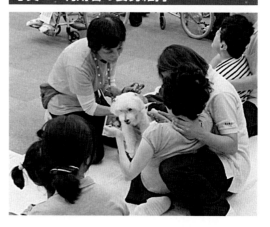

双方に無理のない体勢でふれあうことができます。

　車いすで参加する利用者が大型犬とのふれあいを無理なく行えるように専用台を使用しています（**写真3**）。専用台作成のポイントは広さ，高さ，安定感，持ち運びの良さ，インテリア感などです。誘導も楽になり，利用者の変化を引き出しやすくなりました。

　ふれあいタイム中は，利用者が楽しめるようなポジショニングを整え，呼吸器を装着している利用者には看護師が付き添い，活動中の体調管理を行います（**写真4**）。

　CAPP活動が利用者にとって豊かな時間となるためには，利用者一人ひとりに合わせて無理なく参加することが大切です。動物をどちら側に誘導したらふれやすいのか，支援職員は利用者の代弁者として希望を伝え，CAPPボランティアが的確に動物

写真5 支援職員とCAPPボランティアが連携し,利用者の笑顔を引き出す

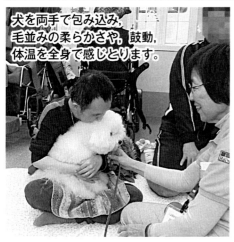

犬を両手で包み込み,毛並みの柔らかさや,鼓動,体温を全身で感じとります。

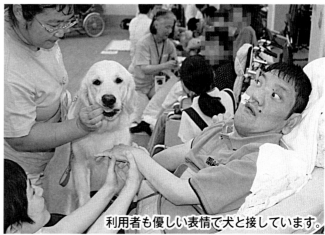

利用者も優しい表情で犬と接しています。

を誘導していきます(**写真5**)。CAPPボランティアは動物を,支援職員は利用者の快・不快サインをキャッチする役割分担も大切です。

CAPP活動は,利用者が持てる力で生き生きと,主体的に過ごす時間となっているところに大きな意義があると考えます。活動中は利用者の笑顔・反応が多く,動物とふれあうことで癒される時間の活動となっています。その楽しみ方や思いをまずは職員間で共有し,CAPPボランティアとの情報交流を深め,さらに活動の質の向上を目指して取り組んでいくことが大切です。

活動の様子は活動ごとに「活動の歩み」(**写真6**)を発行し,当センターとJAHAの双方の記録,活動紹介に役立てています。現在は従来の活動に加えて,一対一で密に動物とふれあうことができる活動を開始しています。これによりいっそう個々の利用者に合わせた取り組みが可能となります。今後さらにCAPP活動が重症心身障害児(者)施設で広がり,効果を実感されることを期待します。

写真6 活動の歩み「いっぽ にほ しっぽ」

毎回発行して療育部室前に一定期間掲示しています。

参考文献
1) 日本動物病院協会:CAPP活動マニュアル,2014.
2) 岩井理,下村毅:動物とのふれあい活動について,第29回重症心身障害療育学会学術集会,2018.

2 花壇・園芸活動

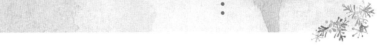

第2病棟 療育主任
下村　毅

花壇・園芸活動の目的

　当センターのグラウンドには，完成から15年を迎える花壇があります。花壇管理委員会が運営を担い，病棟ごとに利用者と園芸活動を楽しみながら，花壇の整備・管理などを行っています。

　重症心身障害児（者）施設の日中活動に花壇・園芸活動を取り入れることで，利用者の充実感や達成感，さらには楽しみ，人と人とのつながりを得られることが期待できると考えます。また，外での活動は，日光を浴びたり，風を感じたりすることも目的の一つとなっています。

　ここでは，当センターで行われている花壇・園芸活動の取り組み・成果を紹介します。

花壇のコンセプト

　当センターの花壇は，車いすを使用している利用者でも作業しやすい作りとなっています（**写真1**）。標準的な車いすで可能な限り快適に作業がしやすいように，花壇の高さは750mm，花壇と花壇の間は2mを確保しています。花を上から見渡せるように下段にも植え込みスペースを設けています。これにより自立歩行ができる利用者もしゃがんで作業をすることが可能となります。遠くから見ても上段と下段に花が植えられているため，立体感が得られ華やかな花壇の演出効果が期待できます。また，車いすから見やすいような草丈と，色彩豊かな植物を選んで配置をしています（**写真2**）。

園芸用品の工夫

　花壇・園芸活動は，土づくりから，種まき，摘しん，花がら摘み，追肥から日々の水やりまで多岐にわたります。これらの作業で使用するスコップ一つにしても種類は豊富にありますが，加えて利用者が扱いやすいように長さを変えたり，握りやすいグリップに変更したりすることが必要です。利用者の状態に合わせて，多様に対応できるように豊富な種類の園芸用品を用意しておく必要があります（**写真3**）。例えば，球根植えの時は球根を車いす上から転がして土の穴に入れることができる道具を使用

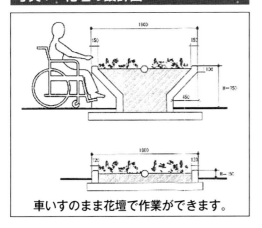

写真1 花壇の設計図

車いすのまま花壇で作業ができます。

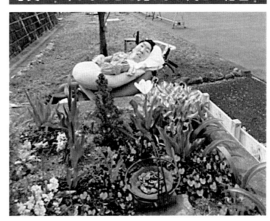

写真2 車いすからも見やすい高さの花壇

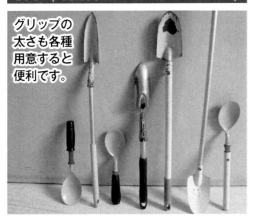

写真3 各種,長さの違う作業スコップ

グリップの太さも各種用意すると便利です。

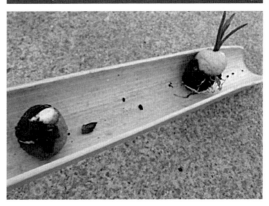

写真4 高低差を利用して球根を転がし土の穴に入れる

します（**写真4**）。

　このように園芸用品を工夫することで，利用者一人ひとりの身体状況に応じた活動内容を設定できるため，利用者の主体的な作業を提供しやすくなります。

花壇・園芸活動の効果

　花壇・園芸活動では，誰でも参加することができ，比較的短時間で成果を得やすく，成功体験を感じやすいという特徴があります。作業を行うことで自らの役割を見いだし，自身の存在感を感じられることが期待できます。また，日々の生活の中で「花壇の水やりに行く」「花壇の様子を見る」などの目的で病棟外に出るきっかけにもなります（**写真5**）。医療依存度が高く寝たきりの利用者にとっても，身体を伸ばしたり，視線を花に向けたりするなどの効果があります。花や緑を介してたくさんの人との出会いや交流が生まれ，花の美しさや素晴らしさを共に分かち合える利点もあります。

　また，花壇に植える花苗や種を店に行って選び，購入するという体験ができるのも花壇・園芸活動の楽しみの一つであると言えます。

写真5 日々の水やりを利用者と一緒に行う	写真6 花壇の掲示板
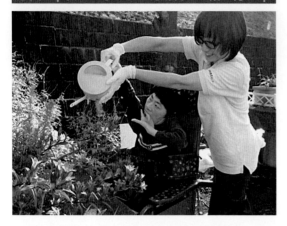	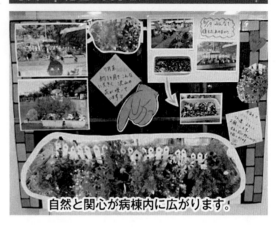自然と関心が病棟内に広がります。

写真7 季節に合わせた花の選定	
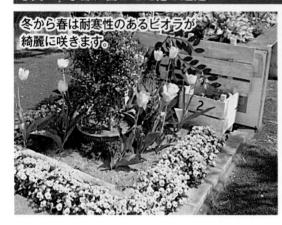冬から春は耐寒性のあるビオラが綺麗に咲きます。	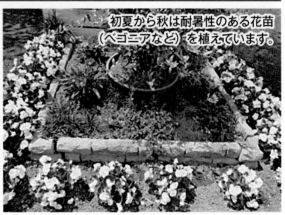初夏から秋は耐暑性のある花苗（ベゴニアなど）を植えています。

　屋外活動のみならず，室内でも「花壇・園芸活動に関するお知らせ掲示板」を作り，雨天や暑炎時など花壇まで行けない時でも，花壇の状態を共有できるようにするとよいです（**写真6**）。

継続した活動のために

　花壇を有効に使用するためには，まず支援する職員同士で年間の活動計画を適切に決め，季節に合わせた花苗の選定や管理方法など，園芸知識の習得と共有が必要となります（**写真7**）。その上で，重症児（者）一人ひとりに適した作業を提供し，より楽しめる工夫をしていくことも大切です。

　今日に至るまで，定着しなかった時期もありましたが，重症児（者）が主体となれるように地道に活動を積み重ね，花壇・園芸活動のもたらす効果を実感することで，職員の意識に変化が生まれてきました。

　病棟ごとに個性が現れた花壇は，見る者の憩いの場所となり，地域の人たちとのコミュニティーの場になることも期待されています。花壇には，四季折々の変化や花の

色・香りなど，人間の心に語りかける魅力が詰まっています．感じ方は個々それぞれですが，心身共に利用者の豊かな生活づくりにつながっていく取り組みだと思います．

参考文献
1) 大滝陽子：全国都市緑化フェア　レガシー継承事業「グリーンパートナー養成講座テキスト」
2) 下村毅：花壇・園芸活動を活用した利用者の豊かな生活づくり，第6回島田集談会ポスター発表，2018.

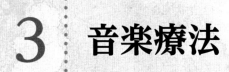

3　音楽療法

第5病棟　療育主任
油田浩幸

音楽を使った活動は，どの施設でも比較的ポピュラーに行われていると思われます．当センターでも，各病棟で音楽を使った活動は行われており，楽器を使った演奏遊びや音や曲を当てるゲーム，伴奏に合わせての歌遊びなど，活動の内容は多岐にわたります．どの活動も，音楽や音が好きな人にとってはとても楽しいもので，心がワクワクしているのが，その表情に現れます．当センターでは，このような音楽活動を行っている一方で，音楽療法という活動も行っています．ここでは音楽活動とは違う「音楽療法」について，お話ししたいと思います．

意思表出を促すための音楽療法

まずは音楽療法にとって，ずばり「音楽や音」は，利用者の心を刺激するための「道具」です．私たちにとっても，一般的に音楽や音は心を刺激するものです．例えば，明るい曲を聴いていると気分が盛り上がってきたり，緩やかなリズムの音を聴くと穏やかな気持ちになったりします．これは重症児（者）でも同じだと思います．両者の違いを挙げるとすれば，これらの音楽を聞いた時の反応の現れ方でしょうか．

私たちであれば，気分が落ち込んでいた時に，明るくポップな音楽を聞くと笑顔になり，つい鼻歌を歌ってしまうかもしれません．一方，重症児（者）では，その言語的コミュニケーションの苦手さから，なかなか表情にも現れず，声も出ないかもしれません．たとえ心が刺激されていたとしても，その反応を示すことができないのであれば，表面上，「音楽や音に興味がない」と見られてしまうかもしれません．

では，本当に重症児（者）は，「音楽や音に興味がない」のでしょうか．その問いに答えるのが，音楽療法であり，音楽や音などの「道具」を使って，利用者の表情や仕草など，意思表出を促す訓練とも言える活動なのです．

音楽療法の対象者

　一般的に，音楽活動では音楽が好きな人を主な対象としています。一方で，音楽療法では表情や仕草などが乏しく，意思の表出が少ない人を対象としており，あえて音楽好きの人を対象としません。また，グループ活動など小集団での活動では，ほかの利用者と一緒に活動を行うのが難しい人も対象となります。

　重症児（者），特に大島分類1に当てはまる人たちは，笑顔などの快表情が乏しく，かつそれを伝える手段も少ない場合が多いです。また，寝たきりで，身体の動かせる部位が非常に少ない人もいます。そのような人こそ，音楽療法の対象にぴったりと言えます。

実施時間と期間

　音楽療法では，前述のような対象者に対して，短時間かつ継続的，個別的に実施することを基本としています。当センターでは毎週1回，20分程度で行っていて，対象となる利用者には3～4年の期間をかけて，音楽や音を使った働きかけをしています。

　では，短時間かつ継続的，個別的な実施の理由はどこにあるのでしょうか。

　短時間の理由は，対象者の体力の点です。実際に対象となった利用者には，大島分類1かつ呼吸器を使っている人もいて，1～2時間の活動時間では非常に疲労してしまい，意思の表出ができなくなってしまうからです。そのため，1回の実施時間は20分程を目安としています。

　継続的な実施の理由は簡単です。対象者の多くは，表情や仕草を引き出すのに非常に期間がかかるためです。2, 3回での実施で反応が出る人は，もはや「音楽好き」とも言えます。そのため，3～4年の期間で継続的に行います。

　個別的の理由は，その人に合わせた活動内容を行うためと，小さな表情や仕草を見逃さないためです。

実施の方法

　音楽療法にとって，音楽や音は「道具」であり，それらを使うことで，聴覚より刺激を伝え，利用者の心に働きかけます。一般に音楽や音への好みは，人それぞれであり，重症児（者）でも，その好みはさまざまのはずです。そのため，音楽療法で取り扱う「道具」もさまざまなものを使って働きかけます。

　基本的となるものはピアノでの演奏で，童謡や歌謡曲などの既成曲，その人に合わせた専用のオリジナル曲，その日の天気や利用者の状態に合わせた即興曲などを使い

分けます。また，ピアノ以外にもツリーチャイムや太鼓，シンバル，ギロなどの楽器も交えながら，多くの「道具」を使って，利用者を刺激していきます。利用者それぞれで，好みの音楽や音は全く違うため，何かしらの反応を見つけ出すまでその試行は続きます。対象者によっては，その施行が半年以上に及ぶ場合もあります。

　その繰り返しの中で，利用者に変化が現われる時があります。例えば「目線が合った」「小さな声が出た」「足先が少し動いた」など，最初はとても小さな反応で，偶発的な場合も多いです。しかし，その現れた反応を「その人らしい意思表示」ととらえ，その反応が見られた時の音楽や音を繰り返します。また，その小さな反応を大事にし，利用者に「音に反応した」ということを強調して，話かけることも大事になります。反応を見つけたら，「この歌が好きなんだね」や「このリズム，楽しいよね」などのやり取りを繰り返していきます。このような相互的なやり取りを繰り返すうちに，利用者の中に，特定の音楽や音と偶発的な反応がつながっていき，偶発的な小さな表情や仕草の表出から，必然的な表出に変わる瞬間が生まれます。

　これは「この曲や音には，こういう反応をする」という学習がされ，継続的なやり取りを通して，次第に「反応する」から「意思の表出」に変わります。「意思の表出」に変わっていくと，次第に動きや変化の値が大きくなり，中には自ら楽器を鳴らすという「意思表出」につながる場合もあります。

音楽療法士と実施場所

　当センターには音楽療法士（非常勤職員）がおり，音楽療法を行う際は，厚生棟研修室という小ホールで行います。ここにはグランドピアノが常時置いてあり，音楽療法ではこのピアノを中心に使って，その利用者が好きな「音楽や音」を探しています。ほかにも叩いたり，擦ったり，弾いたり，揺らしたりすることで容易に音が出せる楽器も用意しています。具体的には，先述したツリーチャイムや太鼓，シンバル，ギロのほか，木魚やハープです。

　基本的には音楽療法士が音楽や音を出して，利用者の反応を引き出していきますが，その反応が「利用者の意思ではないか」と感じ始めた時，利用者にも楽器を鳴らしてもらっています。そのため，音が出しやすく，手指や足指などでも鳴らすことができる楽器が選ばれています。また，音がより出しやすいように，楽器を鳴らす道具も太鼓のバチのような握り棒はもちろんのこと，握る動作が難しい利用者に対して，指に装着できる「指バチ」を使う場合もあります。

　なお，音楽療法士は病棟のスタッフではないため，普段は対象となる利用者とかかわることはほとんどありません。そのため，必ず病棟スタッフが付き添い，利用者に代わって，最近の様子などを伝えています。

事例：自発的な意思表示がほとんどない Aさんへの音楽療法

対象利用者：Aさん，50代後半，男性，寝たきり

　若い頃は立位や歩行ができましたが，現在は，支持がなくては自力での座位も難しい利用者です。手を自分の意思である程度動かすことができますが，「頭をかく」などくらいで，生活動作につながる動きもありません。また，自発的な意思表出はとても少なく，目線が合うこともほとんどありません。そのため，ベテランの病棟スタッフでもAさんの好みを見つけることができず，興味や意思を引き出すのが難しいと感じていました。

　そんな折，Aさんを対象としての音楽療法が始まりました。

始まりの歌

　いつもどおり，なかなか意思表出が見られないAさん。それでも音楽療法士は，あいさつがてら，オリジナルの始まりの歌を歌い，歌に合わせてピアノを弾いていきます。「おはようございます，Aさん。今日は○○（音楽療法士）と音楽療法を始めましょう！」「今日は□□さん（病棟スタッフ）も一緒です！」と元気な歌声と爽快なピアノの音で，音楽療法が始まります。

　最初の頃は全く反応が見られず，目線も宙を見ているような感じだったAさんですが，数カ月，音楽療法に参加しているうちに変化が見られるようになりました。普段，Aさんは流涎が常にありますが，次第に始まりのあいさつが聞こえてくると，流涎が止まるようになりました。これを「音楽療法が始まる」と感じてくれているととらえ，これがAさんの意思表出と考えました。そこで，流涎が止まった際には，「そうだよね，音楽療法が始まるんだよね」と，感じてくれていることを言葉で返すようにしました。そのようなやり取りを繰り返すうちに，始まりの歌の際には，高確率で流涎が止まるようになりました。

好みの音楽を探す

　始まりのあいさつの後は，Aさんの好みの音楽や音を聞いてもらいます。最初の頃は好みが全く分からず，病棟のBGMで流れることの多い童謡やアニメの曲をピアノで弾いていましたが，流涎は止まるものの，それ以上の反応は見られません。

　ちょうど季節は春のころでした。センターの敷地では桜が咲き誇っていました。それを見た音楽療法士が春の季節にふさわしい「森山直太郎の『さくら（独唱）』はどうか」と考え，楽譜を用意して，弾き語りをすることにしました。季節の変化を感じながら，『さくら』を春の間ずっと聞いてもらいました。ある時，偶然かもしれませんが，Aさんにある変化が見られました。小さいながらも声が出たのです。その声は「アー」とか，「ウー」とか，まさにそれは「発声」であって言葉ではないのですが，

それを聞いて，普段かかわっている病棟スタッフはびっくりしました。普段Aさんは声を出すことがなく，その声を聞いたこともなかったからです。

　Aさんは特に歯磨きが嫌いで，その際には表情がゆがむため，病棟スタッフも「Aさんは歯磨きが嫌い」ということは知っています。しかし，その不快表情をしている時でも，Aさんは嫌そうな声さえ出さないのです。それが歌の際に声が出たのです。

　これをAさんが「この曲が好きで，歌っているんだな」ととらえ，「Aさんは，さくらが好きなんだね」「外でもいっぱい咲いてるよね」と，Aさんから出た小さな声に，繰り返し声をかけ返して，やりとりを続けました。春が過ぎてからも『さくら』の弾き語りを続けました。そうすると，途切れ途切れではありますが，鼻歌でも歌っているように，小さな声が出るようになりました。

楽器を鳴らす

　始まりの歌や『さくら』でAさんに変化が出てきたため，次は好きな音がする楽器を探しました。またAさんは簡単な動作ながらも，手を自分の意思で動かせるので，何か楽器を鳴らすことができるのではないかと考えました。いくつか用意している楽器を数週かけて，Aさんの手を取って，話しかけながら，一緒に鳴らすことを続けました。「木魚はポコポコと音がして，面白いね」や「ハープはポロローンって音がするよ」など，楽器を鳴らしながらのやり取りを繰り返しました。

　ある日，ツリーチャイムをAさんの手の近くに置いた際に，自ら手と指を動かして，「チリーン」と音が出ました。音楽療法士は，その際「きれいな音だよね。Aさんはツリーチャイムが好きかな」と声をかけ，その後，音が出しやすいように，腕の位置を調整したり，指バチを使ってみたりなどの工夫もしながら，ツリーチャイムを使って，音を出してもらうことをしました（**写真1**）。

写真1　音楽療法士の演奏に合わせてツリーチャイムを鳴らすAさん

その後から現在

　その後もツリーチャイムの取り組みを続けていますが，高確率で鳴らすという「意思表示」までは至っていません。しかし，「ツリーチャイムが好きなんだな」という雰囲気は，Aさんから伝わってきます。

　「Aさんの好みは分からない」。以前はこのように思っていた病棟スタッフも，今では音楽が好きな人と考え，Aさんに積極的に音楽に関する活動や行事，イベントに参加してもらっています。もし，音楽療法での取り組みがなければ，Aさんから「音楽が好き」という意思を表出してもらうことはできなかったかもしれません。今もAさんは音楽療法を続けています。もっとAさんが，Aさんらしい表情や仕草で，その意思が表せるようにと。

＊　＊　＊

　重症児（者）が意思や気持ちを表出するのは，とても難しいことですが，音楽療法を通して，きちんと意思と気持ちがあることが分かります。それらは継続的かつ長期的なかかわりを通して引き出されるもので，とても時間がかかりますが，日々の生活場面においても，意思表示を促す活動を継続することが大事なのだと思います。そして，それらのかかわりによって，その人の生活が豊かに，そして幅のあるものへとなっていくのだと思います。逆に言えば，援助者側が意思表出を促すことをあきらめた時，利用者の意思表出は途絶えてしまうのかもしれません。

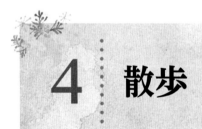

4　散歩

第5病棟　療育主任
油田浩幸

散歩とは

　散歩は，健康維持や気分転換として実施されるのが一般的で，多くの施設でもおなじみのものかと思います。当センターでもポピュラーな活動として散歩をしています。当センターに付設するグラウンドは，各病棟から比較的すぐに利用できる場所にあり，各病棟で管理している花壇や，桜や銀杏，モミジなど季節ごとに彩る木々もあるため，手軽に屋外の雰囲気を感じられる場所です（**写真1**）。また，敷地の隣には，草花が植栽され，水車小屋や池などもある中規模の公園もあるため，多摩丘陵の面影を残した園内を散策しながら，季節の変化を感じるにはとてもよい場所です。このように，当センターの散歩も「健康維持」や「気分転換」という意味で実施

されている面もありますが，一方で「散歩」はシンプルで多種多彩な刺激が含まれる活動であるという点も大事にしています。

日常的な活動として散歩に出かける際は，衣類の調節やアレルギーなどへの配慮のほか，けがや事故に対する安全対策も十分行うようにしています。

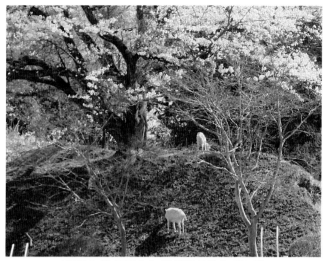

写真1　散歩に最適な当センター敷地内の一角

満開の桜の下をヤギが草を食んでいる

散歩で得られる多くの刺激

シンプルで多種多彩な刺激が含まれる活動とは，「五感を直接刺激する」活動であると言い換えることができます。散歩をしている際に，利用者が感じていると思われる刺激を，感覚ごとに少し挙げてみたいと思います。

視覚からであれば，季節の移り変わりに応じて色を変えていく木々や花々。聴覚からであれば，自動車が走っていく走行音や鳥のさえずり。温感・冷感からであれば，気候に応じて変わる空気の暖かさ・冷たさ。もっとシンプルに，陽光の輝きや風の音，雨のにおいなど。どれも私たちにとっては当たり前すぎて，感じていることさえ，意識していないかもしれません。しかし，利用者にとっては，これらは生活にメリハリや変化を与える大事な刺激であり，重症児（者）には，五感をシンプルに刺激するものの方が受容しやすいことを踏まえると，より多くの利用者に楽しんでもらえる活動でもあります。強すぎる刺激はストレスとなりますが，散歩のように，ほどよい刺激は利用者の命に力を貸してくれます。

散歩＋αの設定活動

散歩は，五感刺激を受動的に感じるだけではなく，ゲーム性を取り入れて，積極的に楽しむという内容にして実施している場合もあります。

フィールドビンゴ

最も分かりやすいのがフィールドビンゴでしょうか。これは見る・聞く・触る・においをかぐなどの五感を使って，自然を楽しむビンゴゲームのことです。特に季節の

写真2 フィールドビンゴ「春を探しに行こう！」の様子

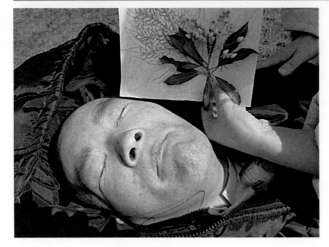

隣接の公園へ出かけて，春らしいものを探してきます。

春の花を見つけて，香りもかいで，目と鼻で春を感じ取ります。

　変わり目の頃，春先や秋口に「春（秋）を探しに行こう！」というテーマでよく実施します。小グループ単位で行うことが多く，一緒に参加した職員と組になって，決まった時間内で，季節を感じるものを探してきます。能動的に季節らしさを見つけて，一緒に参加している職員に直接伝えることができる利用者の場合は，職員は利用者が見つけたものを聞いて，紙に写していきます。一方で，多くの利用者は重度の障がいを持っているため，感じていたとしても，自身で探したことを伝えるのが難しい人もいますし，より重度の人は感じ取るのさえ難しい場合があります。そこで，職員は散策をしながら，利用者が五感を使って感じている季節を想像して紙に写していきます。利用者が春の陽だまりの暖かさに気持ち良さそうな顔をしているのを見て，「春風」を挙げたり，ウグイスなどの小鳥のさえずりに耳を傾ける様子に「春の声」を挙げたりと，利用者の気持ちを汲み取って答えに導く時もあります。また場合によっては，より季節を感じられるように，花などを顔に近づけ，色や香りを感じてもらいながら，表情や様子の変化を観察して，その様子から紙に写していく時もあります。いずれにしても，利用者が周囲の季節をどのように感じているかよく観察しながら，時には意図的に刺激を与えながら，その様子を見て，利用者が積極的に活動に参加できるようにサポートしていきます（**写真2**）。

　このゲームのよいところは，色とりどりの花々の美しさや香り，そして風や気候などを意図的な設定（例えば「春を探しに行こう！」などのテーマ）を設けて散策することによって，散歩だけを行った時の五感刺激だけでなく，プラスαで楽しめるところです。例えば，スタッフと一緒にそれらを見つけ，一緒に感覚を共有できることによって，うれしさを感じる利用者もいます。また，見つけたものをカードに並べてビンゴをしている際に，同じものを見つけた利用者同士でも共有感を得られます。小グループで実施しているからこそ，「一緒に楽しむ」という状況をつくり出すことができます。

写真3 シャボン玉遊び

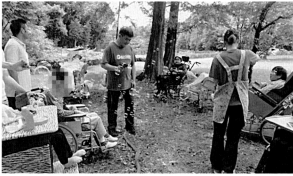

◀隣の公園で散歩をしながら，シャボン玉を飛ばします。

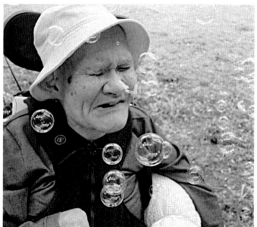

▲「うわー」という表情をされたり…

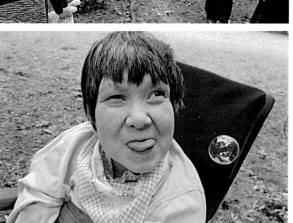

◀ニコニコと笑顔が現れる利用者も

シャボン玉遊び

　別の日に隣の公園へ散歩に出かけて，シャボン玉遊びを楽しんでいます。風に舞うシャボン玉は利用者の前で，キラキラと光りながら，漂っていきます。目を奪われる人，びっくりする人，いろいろな表情が利用者に生まれます（**写真3**）。

個別での散歩

　前述のように小グループで散歩を実施することもありますが，もちろん個別で散歩をする場合もあります。利用者の中には，集団での活動になじめず個別でのかかわりを好む人や，好む刺激が特定されている人もいるため，職員と一対一で，センター内の施設や隣の公園へ出かけます。例えば，水の音が好きな人は，せせらぎを流れる水の音を聴きながら散歩したり，風を感じるのが好きな人は，見通しのよい広い場所でビュービュー吹かれながら散歩したり，静かな環境が好きな人は，木々が覆う小道をゆっくりと散歩したり……。人それぞれに，好むものがあるのは当たり前で，利用者ごとに散歩のシチュエーションは違うのだと思います。だからこそ，個別で散歩に出かけ，その人が好む刺激を含める形で実施することは，自分だけの時間をつくるという意味にもなり，利用者にとって有意義な時間となるのだと思います。

　また，重度の行動障害を持っている人，特に，常に刺激を求めるため常時自傷行為

による自己刺激（頭を叩く，腕をつねるなど）が見られる人は，多くの時間を過ごしている居室や病棟では自傷行為が治まりません。しかし，多種多様な刺激に溢れる散歩に出かけると，刺激を全身で浴びることになり，自己刺激による自傷行為が減ることもあります。結果，自傷行為によるけがや傷を防ぐと共に，穏やかな表情で時間を過ごすことにつながる可能性があります。

知り合いとの交流

このように散歩には，いろいろな刺激や楽しみがありますが，ほかにも他者との交流という面もあります。散歩の途中で知り合いの利用者やなじみの職員に会って，顔を合わせたり，言葉を交わしたりするのは，記憶を刺激し，心に変化を与えます。知り合いやなじみの人に出会うことで，うれしさや驚き，安らぎの気持ちが現れます。それは人とかかわるからこそ得られる刺激とも言えます。

参考文献
1）日本シェアリングネイチャー協会ホームページ

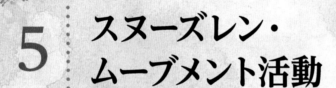

5 スヌーズレン・ムーブメント活動

ほっとステーション
兼療育部 療育長
川澄　敦

スヌーズレン

スヌーズレンとは

スヌーズレンは，1970年オランダの知的障害者の施設で生まれ発展してきました。「スヌーズレン」という言葉は，オランダ語の「スヌッフレン（くんくんにおいをかぐという意味。環境内のいろいろな刺激の探索）」と「ドゥーズレン（うとうとする，という意味。くつろぎ）」という2つの言葉からつくられた造語です。

当センターでは，1980年代後半から心理科職員を中心に手作りの装置で活動を始めていました。1990年に1人の職員が海外研修でスヌーズレンに出会ったことをきっかけに，新たにスヌーズレンのビデオを見ながら理念の伝達講習を行い，今までの活動を発展させる形でセンター全体に浸透していきました。

活動目的としては，「人的環境の整備」「物理的環境の整備」「関係性の深まり」の3つが挙げられます。スヌーズレンの基本は，参加する利用者がリラックスして参加

することができる空間を作り出すことです。

当センターにおけるスヌーズレンの実際

現在，スヌーズレンのための専用室，「UFOルーム」には視覚で感じるものとして壁の大型鏡，空気の泡が上昇する様子を光の変化と共に楽しむ「バブルユニット」，光の変化を楽しむものとして「ルミスタージャンボ」や「プロジェクター」「ミラーボール」などの機材があります。体感的なものとしては「ウォーターベッド」や音を振動に変えて伝える「ボディソニック」などが設置されています。

スヌーズレン専用の機材は，かなり高額ですぐにそろえることは難しいと思いますが，身近なものを利用することで同じような感覚を楽しむことができます。例えば，ペットボトルにキラキラしたホログラム折り紙やビーズ・水・絵の具を入れたもの，LEDランタンに提灯やランプシェードをかけたものなどが，代用品として使用されています（**写真1**）。市販のバブルユニットは機材が過熱して触るとやけどをすることもあるので注意が必要です。

活動前の準備として，初めて参加する利用者には機材から少し離れた場所から参加します。どのような種類の光刺激に興味を持つかを観察し反応を見てから近づくことに配慮が必要です。

空間をつくり出すために照明を暗くすることがありますが，急に照明を落とすと不安や緊張を引き起こしてしまうことが多くなります。空間づくりをする段階から，声かけをしながら次に起きる変化を利用者に伝え，変化を予測する時間を提供することが大切です。また，部屋を暗くする時にはカーテンを引く，電気を消すなどのように段階的に暗くしていくことで急な光の変化による，てんかん発作を誘発する危険を回避することができます。ダウンライトのスイッチがあれば程よい調整ができます。BGMなどをかける時にも，オルゴールやリラクゼーション音楽の音量をミュートから徐々に上げていくことをお勧めします。光刺激の機材も1つずつ反応を見ながら点

写真1　手作りのスヌーズレングッズ

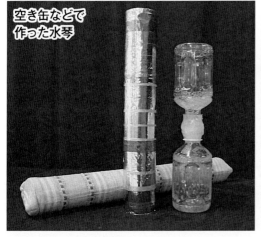
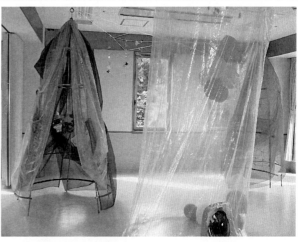

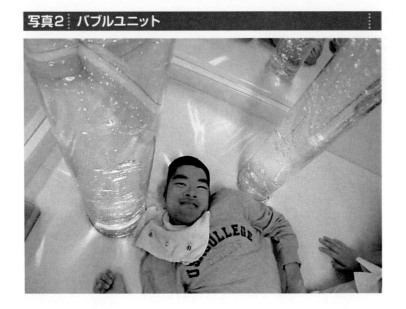

写真2　バブルユニット

けていくと興味や反応を見ていくことができます。また，自己決定ができる人，自力移動ができる人には，機材までの動線の安全を確保した上で興味を持ったものの近くに移動してもらうことも好みを知る上で重要な役割を果たします。「バブルユニット」などは，気泡が上がっていく時の振動を感じることができるので，筒に顔や耳を近づけたり，両手で筒を持って振動を楽しむこともできます（**写真2**）。

　アロマオイルを使い，香りを楽しむアクセントをつけることもリラックスする要因となります。アロマポットを使って空間の香りを変えるほかに，小瓶やカプセルに入れた脱脂綿にオイルを垂らして，個別で楽しむと嗅覚の変化も見ることができます。ハンドマッサージや足浴を組み合わせることも可能です。

　一緒に参加する職員が眠気を感じるような，心地よくなる感覚を感じることも不自然ではありません。機材の安定や安全を確保しながら，利用者の心地よい距離でリラックスしてもらうことを心がけることが大切です。

　活動の終了時は逆の手順で，ゆっくりと光物の機材を消していき，音量をミュートし，徐々に部屋を明るくしていきます。

ムーブメント活動

　ムーブメント活動は，遊具などを使って動き，考え，感じること，人間の五感を使って感じることで学びや感受性，心の安定を図ります。

　ムーブメント活動の種類としては，**表1**のようなものがあります。

当センターにおけるムーブメント活動の実際

　トランポリンやパラバルーンなどでは反発による揺れの刺激や風圧を体験することができます（**写真3**）。体幹や頸部が安定しにくい重症児（者）が室内で行う場合は，

表1　ムーブメント活動の種類

触覚中心なもの	体感が中心的なもの	視覚と体感経験的なもの
・布遊び（オーガンジー・レース） ・新聞紙遊び ・スライム作り ・小麦粉粘土 ・風船バレー ・手浴足浴	・シーツブランコ ・エアトランポリン ・トランポリン ・パラバルーン ・バランスボール ・段ボール滑り台 ・回転いすによる回転運動	・紐引き型の競争や芋掘り ・模擬フルーツ狩り体験 ・風船バレー　　　など

写真3　ムーブメント活動

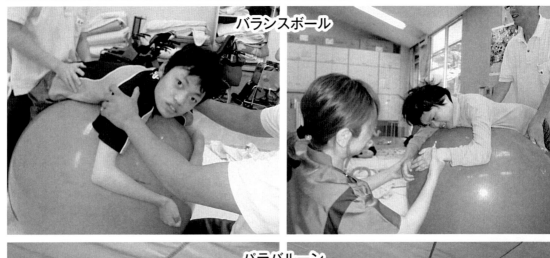

バランスボール

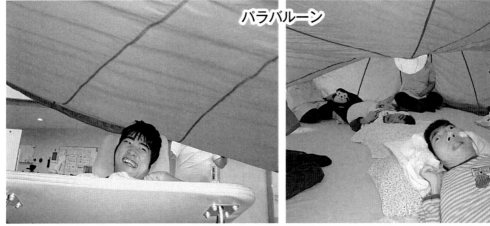

パラバルーン

　布遊びがお勧めです。手芸店で購入した数メートルのレースやオーガンジーの生地で代用し，軽い風圧でパラバルーンのような感覚刺激を楽しむことができます。また，少人数の職員と利用者でも楽しむことができます。

　手順としては，座位や臥位でポジショニングした利用者の上に広げた布を音楽に合わせて身体の上で上下にゆっくりと動かしていきます。カラフルな布が上下することで顔や身体に触れる刺激や，上から降りてくる布の動きで薄明かり・影など視覚から

の刺激もあります。布に手足を伸ばして触覚を楽しむ様子が見られたりします。

　両手に自由度のある利用者が触覚を楽しむものとしては，新聞紙遊びがあります。1枚の新聞紙を自由にまるめたり，広げたり，ちぎったり……。「ガサガサ」と音もするので，手軽に五感で楽しむことができます。

　キャスター付きのオフィス用いすを使えば回転刺激を楽しむこともできます。

　ムーブメント活動を行う時には，個別活動ではなく少人数のグループで行うことも必要です。ほかの人の動きを見て，友達や職員の動きや反応を見ることも大切なことです。人の動きを見ることによって動きをイメージし，運動の順番を把握することができ，活動をイメージすることで安心感にもつながります。活動中は職員も恥ずかしがらずに一緒に楽しみましょう。

スヌーズレン・ムーブメント活動の注意点

　スヌーズレン・ムーブメント活動に共通することは，援助する職員が，利用者の視線や表情，手足の動き，体幹の緊張具合などをよく観察しながら支援していくことが大切だということです。一度の反応を見ただけで判断するのではなく，同じことを何度か体験すること，スピードを変えたり視点や方法を変えるなど条件変化を加えながら繰り返し行うことで，苦手な感覚を受容することができたり，快反応を引き出すことができることもあります。体感することによって学び，学習していくことができます。

　実際に活動を行う場合には，職員が体験して安全の確認と自分たちがどのように感じるかを体感してから行わなくてなりません。激しい刺激は，時として怖さだけを感じることもあります。大きな動きや肌に触れるもの，または明暗などの光刺激は特に注意が必要です。

　援助する支援職員との協調や自律的な運動を手助けできることが理想の形です。重症児（者）の五感に与える刺激は個人個人で異なります。一人ひとりの刺激に対する反応を見ながら実施し，快不快の反応を見極めていきましょう。

参考文献
1）島田療育センターホームページ：スヌーズレンのご紹介
　https://www.shimada-ryoiku.or.jp/tama/intro/snoezelen.html（2019年3月閲覧）
2）落合三枝子：ライフステージにおける支援（連載 重症心身障害児（者）の全身管理と発達・療育支援【第6回】），こどもと家族のケア，Vol.12, No.2, P.84～88, 2017.
3）杉田友春：重症心身障害児（者）の日中活動の種類（連載 重症心身障害児（者）の生活支援【第2回】），こどもと家族のケア，Vol.12, No.4, P.74～78, 2017.
4）末光茂，大塚晃監修：医療的ケア児等支援者養成研修テキスト，中央法規出版，2017.

6 班活動，グループ活動

第3病棟 療育主任 **宮沢直美**
第1病棟 療育長 **長嶺香奈子**

　島田療育センターでは日中活動支援の一つとして，「班活動，グループ活動」（病棟により名称は異なる）を行っています。利用者の得意なこと・好きなこと・持てる力に合わせた活動を少人数（10人以内）で取り組み，密なかかわりと集中しやすい環境の中で，好きなことを存分に楽しむことを目的としています。病棟によっては，ワクワク感を高めるために，グループのネーミングを工夫しているところもあります（**表1**）。

実施方法

　利用者の興味・関心に合わせてグループ分けをします。年度ごとに，そのグループが利用者に合っているのか，見直しをします。グループの分け方には2つのパターンがあり，利用者のタイプに合わせてグループ分けをし，それぞれのグループに応じた活動を実施している病棟（**表2**）と，何種類かの活動内容を設定し，それぞれの活動に合った利用者に所属してもらう方法をとっている病棟があります。職員もそれぞれのグループに所属し，各グループの職員が企画，立案しています。

　実施頻度は，1グループにつき，月に1～3回程度です。各病棟に5～7種類程度のグループがあり，主な活動内容として，以下のものがあります。

①音楽

　音楽クラブ，音楽サークル，♬部°（おんぷ），ドレミファフレンズなどのグループ

表1　工夫されたネーミングのグループ活動例

グループ名	内容
アクティ部	身体を動かす活動（散歩，風船バレーなど）
ポジティ部	身体を動かすことが少ない活動（トランプ，絵しりとりなど）
♬部°	読み方は「おんぷ」 音楽を楽しむ活動（音楽鑑賞，ダンス，マッサージなど）
きれい.mom	読み方は「きれいドット揉む」 マッサージ，手浴，足浴，整容など
つくる.com	読み方は「つくるドットコム」 工作活動（行事で使用するもの，季節の飾りなど）

表2　ある病棟の班活動

班名	利用者の好み・持てる力	活動内容
A班	歩行や車いす自操ができる利用者	散歩，歩行，ウォークラリーなど
B班	音楽を好む利用者	季節の歌を歌う，音や歌を当てるクイズなど
C班	ゆっくり穏やかなかかわりや時間を好む利用者	手浴・足浴，個別散歩など
D班	人とのかかわりを好む利用者	月ごとのイメージポスター作り（職員と一緒に制作） 散歩
E班	にぎやかより，個々の時間を好む利用者	個別での散歩など
F班	自分の意思を表現でき，目的を持って行動できる利用者	園芸活動（野菜や花） 木工作業（現在は木琴を制作中）

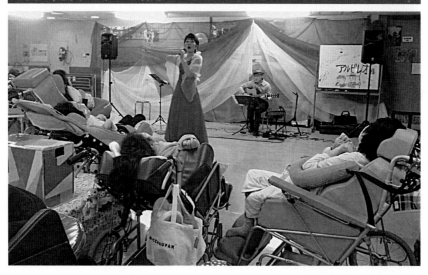

写真1　音楽を楽しむ活動

名で活動しています（**写真1**）。

　音楽が好きな人を対象に，季節の歌を歌う，音楽に合わせて楽器（小物楽器）を鳴らす，ハンドベルやトーンチャイムの演奏などのほか，音楽に合わせて身体を動かす，音・歌当てクイズなど，音楽を素材にした活動を行っています。病棟によっては，ボランティアによる訪問演奏の際にコラボレーションして演奏したり，イベント時に発表会のように演奏を披露する場面もあります。

②園芸や自然をテーマにした活動

　グループ名はガーデンクラブ，野外サークルなどです。畑を使っての野菜の栽培（苗植え，水やり，収穫など），花苗の買い物，花苗の植え付け，花壇の手入れなどを行っています。焼き芋などのイベントを行うこともあります。ジョーロやホースを握って水やりをするなどの具体的な作業だけでなく，風，土，陽光，草花などの自然を題材にして，収穫した野菜などに触れる（触覚），においをかぐ（嗅覚），花や

写真2 園芸活動

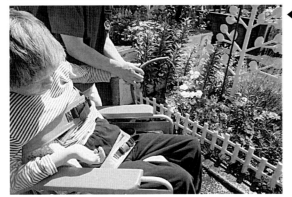

◀花壇への水やり

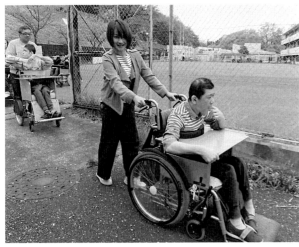

◀園芸用品の買い物へ。
　外出時は一対一で支援します

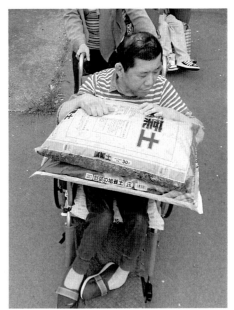

▲「培養土」を購入。
　テーブルに載せてもらい，
　しっかり押さえました

野菜を見る（視覚），外気に触れる（五感すべて）など，五感を使って楽しんでいます（**写真2**）。

③温浴・スキンケア・おしゃれを楽しむ

　グループ名は温泉サークル，レディース・メンズエステ，ビューティー・スパクラブなどです。温泉サークルでは，いつもの入浴よりもゆっくりゴージャスに，入浴剤やシャンプー，ボディソープを使用して楽しんでいます。浴槽には季節の飾りなども行います。入浴後には，良い香りのクリームも準備し，リフレッシュしてもらっています（**写真3**）。エステやビューティー・スパクラブでは，入浴剤を使った手浴・足浴，マッサージクリームを使用してのハンドマッサージ・フットマッサージ，ネイルケア，メイクなどを行っています。おしゃれやスキンシップを楽しむと同時に，ゆったりリラックスできるよう環境設定しています。

④工作や物作り，ゲームなど

　あそびクラブ，つくる.comなどの名称です。手先を動かすことができる人や，ゲームを楽しめる人を対象に，壁画，季節の飾り，玩具などを作成したり，紙飛行機や手作り水鉄砲など，作った物を使ってゲームを楽しんでいます。例えば，スノードーム作りでは，「中に入れるさまざまな色や形のビーズや小物を提示し，利用者に選んで

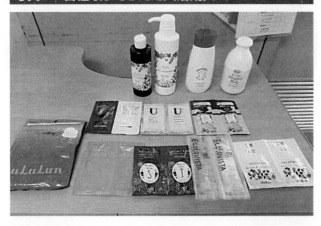

写真3 各種取りそろえた入浴剤,クリーム

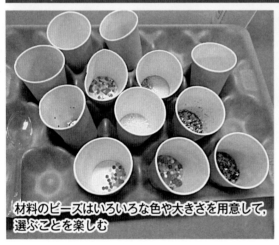

材料のビーズはいろいろな色や大きさを用意して,選ぶことを楽しむ

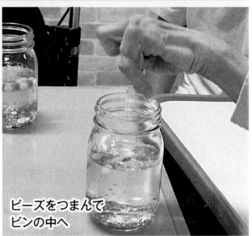

ビーズをつまんでビンの中へ

写真4 スノードーム作り

もらう→洗濯のりをビンに入れ,選んだビーズもつまんでビンに入れる→ふたを閉めて上下に動かすことで,中の飾りがゆっくり動く」という過程の中で,それぞれの利用者の持てる力に合わせて制作にかかわっています(**写真4**)。

⑤散歩・外気浴
　名称は,散歩クラブ,外気浴サークルなどです。散歩や外気浴を楽しめる利用者を対象に,センター内外への散歩,お花見,近隣の神社への初詣などに出掛けています(**写真5**)(「4.散歩」〈P.128〉参照)。

⑥体操
　名称はマッスルズです。体操,マッサージ,皮膚や運動感覚へのアプローチを音楽・アロマ・散歩・ゲームなどの方法を含めて楽しんでいます(「8.体操」〈P.146〉参照)。

⑦その他
●マルチサークル
　何が好きなのか,まだ判断が難しい人を対象に,さまざまな活動を行い反応を探っ

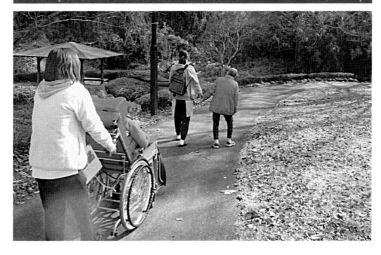

写真5　散歩や外気浴を楽しむ活動

ています。例えば，音楽クラブで行っている「音楽を聴く・歌う」，温泉サークルなどで行っている「足浴」，散歩クラブが行っている「散歩」などを経験します。特に新しく入所した方は，このマルチサークルでさまざまな経験をし，快表現が見られたものがあれば，そのサークルに移行する準備をします。

●感覚サークル

　嗅覚，視覚，触覚などに焦点を当て，より繊細に幅広い感覚刺激を提供しています。例えば，ウォークラリー形式で散歩をしながら，チェックポイントに香りの素材，感触の素材をさまざま置いておき，においや感触を感じてもらいます。ほかにも，さまざまなアロマオイルの香りをかいでもらう，一人ひとりの前でギターを弾く，戸外でマッサージをするなど，自分のペースで感覚刺激をゆったり味わえるよう設定しています。

実施計画書

　病棟によって書式は異なりますが，テーマ・実施日時・参加利用者・支援職員・活動内容・使用物品などを記入し，かかわる職員に内容が伝わりやすいように提示しています（ダウンロード）。

活動事例「お返事チャレンジ」 ～遊びからコミュニケーションへ

　入所後，ベッドにいると泣いてしまうことも多くあったA君。スタッフは，時間を見つけてはA君のもとに足を運び，たくさんのコミュニケーションをとりました。「抱っこが好き」との情報を基に，泣いてしまう時だけではなく，さまざまな場面で

抱っこを行い，スキンシップをとりました。たくさんのかかわりから，周りをよく見ていることや，よくかかわるスタッフに対して表情が柔らかくなること，コミュニケーションをとると両手が挙がることが分かりました。

そこで，担当看護師と担当の介護福祉士（当センターでは1人の利用者に対して看護師と介護福祉士か保育士がペアになり計画を立案している）は，「お返事チャレンジ」という計画を立案しました。名前を呼ばれ手を挙げることができたら，カレンダーにシールを貼るというものでした。コミュニケーションがとれる一助になるためにもと，学校の教師も参加し，みんなでお返事チャレンジに取り組みました。結果，名前を呼ばれるとうれしそうに両手を挙げることが多くなりました。次第にお返事チャレンジは一つの遊びとなり，その楽しい雰囲気は，周りの利用者にも伝播し，笑顔が見られるほどになりました。

また，食事時には車いすに乗りみんなで集まり，経管栄養の食事をする際に隣にいる利用者と見つめ合ったり，笑い合ったりする様子が見られました。言葉ではないコミュニケーションが生まれ，お互いに共鳴しているような空間が出来上がるようになりました。

班活動・グループ活動の特徴

病棟全体での活動は，そのメリットもありますが，対象の人数が多くなればなるほど，さまざまな音や刺激が入ります。班活動・グループ活動では，少人数で活動し，空間を分けることで，一つひとつの刺激に集中しやすく，また刺激を受け取りやすくなるようにしています。そして，活動の内容はさまざまですが，共通しているのは，五感を大切にしていることです。例えば園芸や工作では，活動内容自体は手作業であっても，見る，においをかぐ，触れる，振動を感じる，会話のやりとりなど，さまざまな要素があります。

また，日々の生活の中で，楽しい雰囲気づくりをしていくことはとても大切です。楽しい雰囲気で生活していると，不思議と皆，健康に生活できることが多いのです。日々の生活を病棟で過ごしている多くの重症児（者）にとって，病棟は第二の家のような存在なのかもしれません。私たちはその家がいつでも明るく，楽しい我が家で，いろいろな表情を素直に出すことができる環境にしていかなければなりません。一人ひとりの持てる力に応じて，その人自身が感じ取り楽しむことのできる部分に焦点を当てることで，豊かな生活につなげていけたらと考えています。

7 アロマ活動
～生活の中に香りを取り入れる

療育部 療育長
清水信夫

　コーヒーや紅茶のカップから漂う豊潤な香りに深呼吸したり，果物から放たれる甘い香りに優しくなれたりしませんか。日常生活の中で，香りを味わうことで私たちはいつの間にか気分の変化を感じることや，過去の記憶を思い出すことがあると思います。花々からただよう香りに誘われて鼻を近づける行動は誰にでもあるのではないでしょうか。香りにかかわる感情や記憶，行動の変化は，香りが常に私たちの生活の身近にあり，生命や生活を維持するために大切な情報を与えてくれてきたからにほかなりません。

当センターでのアロマ活動の経緯

　当初のアロマ活動を提供するきっかけは，利用者に楽しんでほしい・笑顔でいてほしいと願う思いと私たちの香りに関する生活経験を発端に，少しずつ形作られてきました。実践を重ねていくと，利用者の反応が少しずつ見えはじめ，提供するノウハウも整っていきました。生活のさまざまな場面に潤いをもたらす取り組みと同時に，「心身の緊張を和らげたい」「個別的な心身の不調を改善してあげたい」といった重症心身障害に特有なニーズに応える目的で，アロマセラピーとして香りを使おうとする動きが徐々に出てきました。初めは全員が専門的な指導を受けたわけではありません。トリートメントを受けた経験や書籍や実践の中で思考錯誤しながら，手探りで進めてきました。山野美容福祉短期大学の講師に上肢や下肢，ヘッドマッサージを学ぶ機会をつくりました。同時に専門資格を得た職員の助言や手助けを得ながら，香りの作用・精油の薬理作用・タッチの効果を整理し，アロマ活動の一つとして続けています（**写真1**）。

香りを活用した活動

芳香浴

　香りのスプレーの噴霧やディフューザーを用いた芳香浴はちょっとした生活の変化を生み出し，潤いを与えてくれます。病棟では，トイレにアロマオイルを調合したルームスプレーを用意しています。感染症が流行する季節には，ティートゥリーやラベン

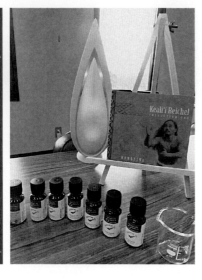

写真1 アロマ活動で使用する精油と道具

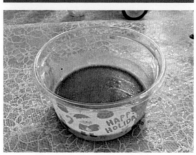

写真2 芳香浴で用いる香りのカップ

ダーの精油を混ぜたスプレーを試しました。時々棟内でのスヌーズレン活動や居室ごとの音楽鑑賞やマッサージの際に香りを芳香浴として用いることがあります（**写真2**）。

入浴時

入浴時には，各種の入浴剤・シャンプー・バブルバスの香りを楽しみます。入浴後の保湿にマッサージクリームを肌に塗ることもあります。香りの成分に注意は必要ですが，最近は数多くの入浴剤を購入することができます。

ナイトケア

ナイトケアの一環として，入眠前の環境を整えるためにラベンダーのルームスプレーを活用している病棟もあります。

アロママッサージ

余暇時間を活用してアロママッサージを行っています（**写真3**）。使用する精油はラベンダー・サイプレス・ゼラニウム・ローズウッドです（**写真4**）。アロマセラピーの楽しみ方や安全な使用の仕方，精油の特徴とマッサージ方法をまとめたファイルを作り，アロマオイルを活用しやすくしました。ちょっとした合間の時間を活用するために，使用する道具を手に取りやすい場所に準備しておくことをお勧めします。

活動の具体例

最近の活動の中でアロマオイルや香りを取り入れた活動のいくつかを紹介します。

入浴用にボディスクラブ・バスボム・ハンドクリーム・リップクリームを作り，余暇時間に使用してみました。マッサージオイルを用いたヘッドマッサージ・手足マッサージ・フェイスマッサージを入浴時に行いました。手浴・足浴のほか全身浴とアロママッサージを組み合わせてみるとより一層利用者の感覚に伝わっている感じがします。バブルラッピングと題して，温かい泡で手浴・足浴をしたこともあります。季節や活動の目的に応じて浴室・居室・中庭・スヌーズレンルームを使い分けることで，同じ香りでも味わい方に違いが出てきます。特に戸外で行う場合は，日光や風が肌に

写真3 アロママッサージ	写真4 マッサージオイル
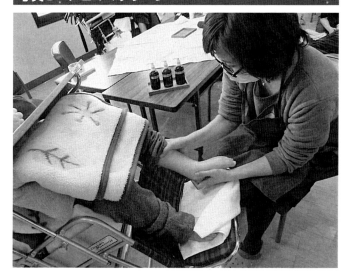	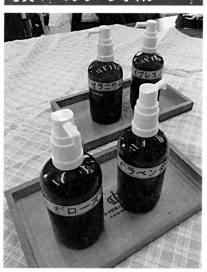

触れる感覚も伴って，解放感が味わえるのではないでしょうか。

　香りの素材は芳香剤や精油に限らず，戸外に出れば季節ごとに木々や葉っぱの香りがあります。小さくてもプランターや菜園があれば野菜やハーブ，花の香りを活用できます。少し見方を広げ，効果や効能だけではなく気分転換や興味を引き出す素材として香りを考えると，ぐっと活動の幅が広がり生活の質を支えるものと思っています。

アロマ活動で配慮していること

活動計画書の作成

　日中活動として行う場合には，活動計画書（**ダウンロード**）を作成し，職員が情報を共有しておくと円滑に進められるのではないでしょうか。私の病棟では，活動計画書に以下の項目を記入し，実施しています。①活動名，②実施日，③企画担当者，④目的，⑤場所，⑥参加者，⑦内容（活動の流れ），⑧利用者の配置，⑨準備品，⑩反省・感想。なお，活動時の利用者の反応や様子は別紙の個別ケアプランの記録用紙に記入しています。

安全・快適に活動を行うために

　アロマ活動では，香りの素材となるアロマオイルや香りの素，入浴剤を使用します。使用することで，不快な思いをさせることはできません。そこで，活動の際には次の点を確認しています。

①アレルギーの有無を調べる

　例えば，入浴剤の成分はどんなものが使用されているか，過去に使用した製品はどうだったのか，利用者が持っているアレルギーは何かなどです。

②使用するアロマオイルの特徴や使用期限を把握する

　残っていた古いオイルや発作を誘発するオイルを使ってしまう可能性もあります。使用する際は，必ず確認するようにします。

③活動の目的によって環境を整える

　利用者のための時間であるため，活動の目的に合わせた場所・光・音・人を整えます。活動の目的を理解しておけば，それに応じた職員の対応が求められます。穏やかな環境を用意し，利用者が受け入れやすいように整えることも大事にしましょう。

④利用者の個別性に注目する

　受け入れやすい環境を整えるといっても，環境の受け止め方や感じ方が個々に異なります。マッサージをする場合は，どこまでを心地良いと感じ，どこから不快に感じてしまうのか。香りの好き嫌いはどうか。一人ひとりの「今」に寄り添いながら，わずかに見える反応を利用者の主体的な意思表示ととらえて大切にします。

＊　＊　＊

　香りを活用して生活の中に楽しみを提供することは，嗜好や安全性の配慮が必要となります。その配慮の上で，アロマ活動はさまざまな感覚に伝えることができます。活動を通して身体の心地良さを味わえることは，利用者自身が身体の感覚を認識し興味を引き出すことだけでなく，自身を大切にされていることを認識することにもつながります。健康や効果効能だけではない，利用者が他者との関係性を育むツールとして活用できる可能性がほかの活動と同様にアロマ活動の中にもあるのです。私たちにとっても，その結びつきを感じながら触れあえることは幸せな時間ではないでしょうか。

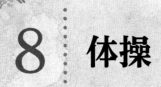

8　体操

デイケアセンター
療育主任
新明広子

体操は何のため？

　重症児（者）にとって，「体操」がどんな意味を持っているのかを知るためには，まず変形や拘縮について理解しておく必要があります。

　重症児（者）には，身体に筋緊張の異常が多く見られ，右だけ，左だけが強いとか，あるいは体幹の方が強い，足の方が強い，逆に全く力が入らず，足がパタンと開いてしまうなどがあります。そのような不安定さを持っている人が寝ている場合，床面など自分が置かれている環境の中で，身体を安定させようと力が入ってしまい，その積

み重ねが，変形・拘縮につながっていきます。変形はイメージしやすいですが，拘縮は，長い間同じような姿勢でいた時に関節の中にある軟骨組織が繊維化してカチカチになり，動かなくなる状態のことを言います。拘縮が起こってしまった関節は，元には戻りません。例えば，股関節で拘縮が起こると，股関節を曲げられず，臥位しかできなくなります。股関節の可動域が狭くても，曲げることができれば，車いすに座れ，座位での活動が可能になります。拘縮ができることは，その人のQOLを下げてしまうことになるのです。変形は，さまざまなアプローチをしても，長い間にはどうしても起こってしまいますが，できてしまった変形を拘縮させない，可動性を維持するためにも，拘縮予防のための体操や身体の取り組みはとても大切になってくるのです。

　また体操は，ほかにも多くの効果が期待できます。呼吸状態の悪い人には排痰の促し，タッチングやマッサージによるリラックス効果，過敏や緊張の緩和，末梢の血行を促すことでの覚醒や手足の温め効果，一対一でのコミュニケーションやスキンシップを通じての楽しい時間の共有，さまざまな感覚への刺激など，心身共に活性化できる有効な取り組みだと思います。

当センターで実践する体操

　現在，日々のかかわりの中で5つの体操を実践しています。「にこちゃんたいそう」[1]と「ふれ愛リラックス体操」[2]は，特別支援学校や療育施設などですでに行われていると思います。そのほかの3つは，当センターでリハビリテーションスタッフとの連携により作りました。

体操カード（ダウンロード）

　利用者一人ひとりの個別のカードです。可動域や筋肉の動きに配慮し，無理のないアプローチがいつでも誰でもできるように，リハビリテーションスタッフが写真や絵入りで作成しています。体操カードのおかげで，設定活動以外の個別的なかかわりでも，骨折やけがのリスクへの不安を感じずに，気軽にマッサージや体操が行えるようになりました。

ぐるぐる体操（ダウンロード）

　曲も歌詞もオリジナルで，歌の指示に合わせて，1番では首・肩・腕を緩め，2番では脚・足首・お尻とマッサージをしていきます。職員も一緒に歌いながら，ゆったりとリラックスすることを目的としています。

あるある体操（ダウンロード）

　Relax＆Refresh（R＆R）体操＝あるある体操です。この体操は，利用者の運動機能維持のために考えられています。よく耳にする既製の楽曲から，リズムやテンポの違う曲を組み合わせ，職員の演奏と歌により音源を作成し，①下肢の曲げ伸ばし，②

ウェービング，③肩のマッサージ，④首のマッサージ，⑤顔のマッサージの動きで構成しています。よく知っている曲や好きな歌を聴くことで，利用者は笑顔にもなり，職員とふれあいながら，楽しい時間を過ごすことができます。

体操の実施方法と注意

　前述の体操カードを使ったかかわり以外の4つの体操を，午前中に日替わりで「身体の取り組み」として行います。午前に行うことで，朝の目覚めから，まだ眠っている頭と身体を覚醒させる効果を期待しています。また，ほとんどの場合，メインの設定活動は午後にプログラムされているため，活動に向けての準備運動として，睡眠中に下がった体温を上昇させ，硬くなった身体をほぐすという意味もあります。身体の取り組みは，先述したように，毎日継続して行うことにより変形・拘縮の予防につながり，一日の始まりを意識することでメリハリのある生活を提供することもできます。

　マニュアルも作成されており，次に示す目指すことや注意点が記載され，職員間で意識の共有を図っています。

目指すこと
①体操は遊びを通して，身体全体と部分を動かして行い，決して機械的なマッサージにならないように楽しみながら行うこと。
②ボディイメージを高めると共に身体全体の感覚や身体の各部分のつながりを明確に学び，自己身体像を再学習することをねらいとしていること。
③全身のリラクゼーションが図られ，呼吸や血液循環，内臓の働きにもよい影響がある。

注意すること
①お互いが安定した姿勢をつくり行うこと。
②"楽しくふれあう"ということが一番で，一方的なふれあいと歌いかけにならないようにすること。
③嫌がる場合は無理に行わないこと。
④他人の手で触れられることが苦手な人には，自分の手で触れられるようにすると受け入れられやすくなること。
⑤無理な力をかけず，関節を動かす範囲は，可動域の8割で行うこと。

　体操づくりやその指導，マニュアルの作成など，専門知識を持つリハビリテーションスタッフの存在は不可欠で，安心・安全に重症児（者）の身体への取り組みを行う中での連携，協働は欠かせないものとなっています。

ふれあうことから始めよう

　体操やマッサージといった時間を改めて設定しなくても，日常生活のさまざまな場面を，感覚刺激やリラクゼーションにつなげることができます。例えば，毎日の洗面時，温かいタオルで顔や手を拭くことで，爽快感を提供するだけではなく，顔の筋肉の刺激によりリラックスや快表情を引き出すこともできます。また，更衣の時の腕の曲げ伸ばしやケア時に身体を横に向けることも体幹への刺激になります。どのような意識で利用者と向き合うかによって，一つのケアも意味のあることに変わります。

　重症児（者）は，言葉でのコミュニケーションに代わり，さまざまな感覚をフル活用して，周りの状況を感じ取り，また自らもサインを出しています。そのサインを受け取り，意思の疎通を図るためには，かかわる私たちが，目を凝らし，耳をすまし，気づく力を養うことも大切です。そして，たくさんの声かけや抱っこ，体操やマッサージなどで，とにかく「ふれあう」ことが一番のコミュニケーションにつながるように思います。

引用・参考文献
1）坂本茂他：障害の重い子どもの知覚―運動学習，ジアース教育新社，2014．
2）丹羽陽一，武井弘幸：障害の重い子のための「ふれあい体操」，黎明書房，2000．

9　ほっとステーション

ほっとステーションション
高橋節夫

　当センターでは，入所利用者の日中活動を支援するために「ほっとステーション」というチームがあります。月曜日から金曜日までの日中，各病棟の利用者がニーズに合わせた小グループでの活動に参加します。病棟という暮らしの場から，ほっとステーションA室とB室に移動して過ごせるようプログラムを作成しています。1コマ60分という短い時間ですが，他病棟の仲間やスタッフに出会える大切な時間となっています。

　以下，概要と運営方法を解説します。

活動方針

　現在のほっとステーションは，「一人ひとりの思いに丁寧に向き合い，生活の一コマを主体的に過ごしていただくよう支援する」という活動方針の下，さまざまなプロ

表1　ほっとステーション実践のための5つの視点

- **極める**：特技や夢中になることを大事にした取り組み。
- **担う**：その人の役割や責任を意識化した取り組み。
- **楽しむ**：場面の変化そのものを楽しむ取り組み。
- **和む**：リラクゼーション・リフレッシュできる取り組み。
- **広がる**：仲間や他部署との交流を大切にする取り組み。

資料1　ほっとステーション週間プログラム表

		10:00～11:00	13:45～14:45	16:00～17:00
月	A室	アートオフィス		
	B室	スズランA・B	ライラック・カトレア	マイタイムA・B
火	A室	美容サロン・グリーンメイト ※半日通い →	音楽・てくてく	マイタイムE・F
	B室	マイタイムC・D	ヒルガオ・ヒナギク	フリージアA・B
水	A室	木工房・陶芸工房	椎茸メイトA・C	マイタイムI・J
	B室	マイタイムG・H		ユウガオA・B
木	A室	マイタイムK・L	和紙工房・マイタイムM	マイタイムN・O
	B室	ナノハナA・B		カーネーションA・B
金	A室	椎茸メイトB	ほっと屋・マイタイムP	計画準備・ミーティング
	B室	アイリス	アマリリス・アサガオ	

全グループ隔週で実施（2018年現在）

グラムを行っています。また，プログラム実践のために5つの視点（**表1**）を大切にしています。利用者の個別ニーズにできる限り近づいた活動内容に整えるためです。

週間プログラム（資料1）と利用者の参加人数

参加利用者

学生を除く全員が対象です。入所利用者の約94％で，活動の1グループは8人以下で構成しています。

参加職員

ほっとステーション専任職員3人，ほっとステーションパートナー・準パートナー※職員4人，継続して参加しているボランティア7～8人で行っています。病棟からの

※パートナー・準パートナーのシステム
　当センター療育部として，ほっとステーション活動継続のために考案した勤務形態です。日勤帯のみの勤務職員（看護師以外）を病棟に配置し，活動時間の時だけ病棟を離れて「ほっとスタッフ」として活動します。ほっとステーションの活動以外の時間は，病棟業務に従事します。所属は病棟であり，勤務管理は病棟責任者が行っています。

引率支援も必要に応じて得ています。

各グループの活動内容

午前（10：00〜11：00），午後（13：45〜14：45），夕方（16：00〜17：00）の1コマ60分でグループ活動を行います。それぞれの活動内容は以下のとおりです。

A室活動（　）内は参加利用者数

〈A室活動のねらい〉
- 物をつくる楽しみと達成感を味わう
- 作品や作物の展示・販売を通して多くの人と交流する
- 興味や関心，経験の幅を広げる

●アートオフィス（3人）（写真1－①）
絵画や手芸等の創作を中心に，ボランティアと交流します。

●美容サロン（8人）
整容やマッサージ，ネイルケアなどのおしゃれを楽しみます。

●陶芸工房（4人）（写真1－②）
土の感触を楽しみ，個性豊かな作品を作り楽しみます。

●木工房（4人）（写真1－③）
木を素材にし，道具を使うことや作品作りを楽しみます。

●グリーンメイト（7人）（写真1－④）
A室前にて，外気浴をしながら花や野菜を育てる過程を楽しみます。

●和紙工房（7人）（写真1－⑤）
牛乳パックから，ビニールをはがして紙をちぎり，それをミキサーにかけて1枚の葉書やカードになるまでの工程を楽しみます。

●音楽（8人）
演奏，リスニング，自然の音などを通し，持てる力を発揮して仲間と音楽を楽しみます。

●マイタイム（A〜Pのグループ）
本人の興味，関心のあることをスタッフと一対一，またはグループ単位で思う存分楽しみます。静かな環境でゆったり過ごされる利用者，ウォーカー歩行や介助歩行をされる利用者などさまざまです。体力維持や歩行機能維持が目的ではなく，ピクニックや散策をテーマとして，自由に楽しみます。

●てくてく（3人）（写真1－⑥）
比較的体力のある利用者が多く，近くの公園に出かけたり，アクティブに活動します。

写真1　A室活動の様子

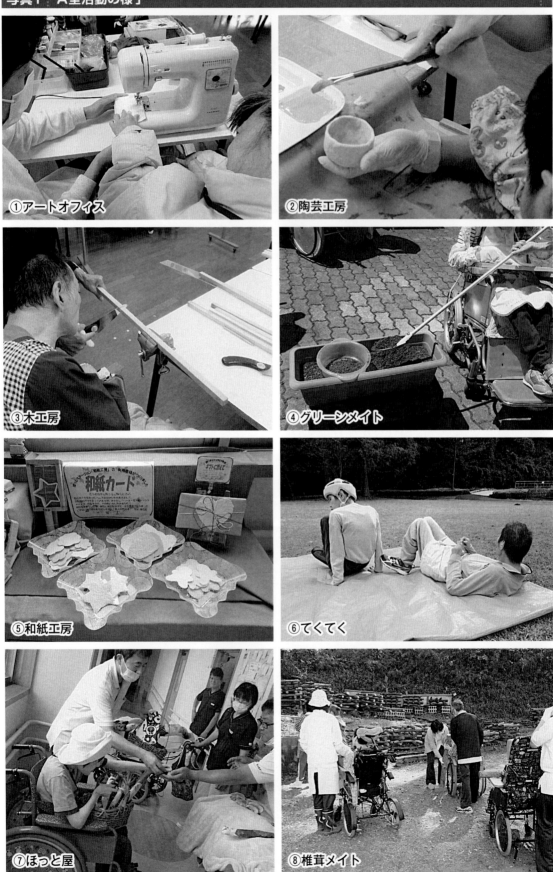

①アートオフィス　②陶芸工房　③木工房　④グリーンメイト　⑤和紙工房　⑥てくてく　⑦ほっと屋　⑧椎茸メイト

写真2　B室活動の様子

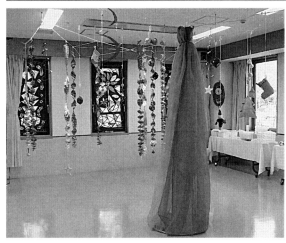
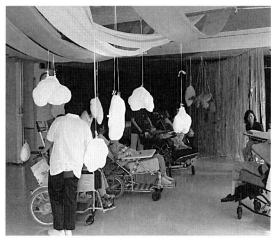

●ほっと屋（1人）（写真1－⑦）

人とのつながりや仕事として役割を持つことを目的に，販売活動を行います。

●椎茸メイトA（6人），B（8人），C（7人）（写真1－⑧）

椎茸を育てる過程を通して，役割を持ち自然を感じながら無理なく体を動かします。車いすで参加する人も増え，歩行できる仲間と共に原木運びを楽しんでいます。

●半日通い（1人）

午前中ほっとA室で過ごします。家事的な作業をしたりカタログ読みなどをしながら自分の時間を持ちます。

B室活動

〈B室活動のねらい〉
- 感覚素材をベースにした活動を楽しむ（視覚，聴覚，嗅覚，触感など）
- ゆったりと本人のペースでくつろぐ
- 快適で楽しい時間を過ごす
- 季節感を大切にする

花の名前のグループで活動しています。

1～2カ月前からほっとステーション担当者がテーマを決め，活動のポイントやセット内容を考えて活動内容の計画書と設計図（ダウンロード）を作成します。

見る，聴く，触れる，香り，温感，冷感などの感覚刺激を取り入れて，利用者が個々の持てる力で感じ，選び，表現する環境を提供し，ゆったりとくつろぎ，リラックスしていただきます（**写真2**）。季節感を大切にして環境を設定し，利用者1～2人に対して1人の職員が個別対応することを基本として，個々の好み，ニーズに合わせたかかわりをしていきます。

活動時間（60分）の流れ

　ほっとスタッフが利用者を病棟へ迎えに行き，病棟からほっとステーション活動場所へ移動します。次の流れで活動し，終了後はほっとスタッフが病棟内まで引率し，ほっとステーション活動場所から病棟へ移動します。
①始まりのあいさつ（個別に）・参加者紹介（引率スタッフ）
②活動内容紹介・諸注意
③活動（約30〜40分間）
④使用物品の回収・身支度・個人記録記入
⑤終わりのあいさつ（全体に）・次回の予定確認

室内環境設定

　活動を行う室内の雰囲気づくりはとても重要です。車いすの利用者も視線を楽に向けたり触れたりできるよう，壁・窓・天井など空間を最大限利用して，飾り付けたり，活動物品をセッティングしたりします。
　BGMも大切です。活動内容を構成する際，BGMは効果的な役割をします。自然音（鳥や虫の声，水音など）・オルゴールなどリラクゼーション系のほか，アニメの曲や童謡なども有効です。ただし，過緊張や発作の誘発も視野に入れ，一人ひとりの受けとめ方（快・不快）を見極めて活用します。

医療依存度の高い利用者への引率支援

　医療的ケアの必要な利用者も，支援体制を整えて活動に参加します。気管切開をしていたり，人工呼吸器やモニター類を装着していたりする利用者は，看護師が引率して参加をします。現在，9グループに看護師が引率して参加しており，気管切開の利用者が30人，人工呼吸器装着の利用者が18人活動に参加しています。活動中の体調変化に留意しながら，一緒に参加し活動を行います。

活動における注意点

安全管理

　誤飲・低温やけど・アレルギーなど，かかわりの中で起こる事故や，室内照明を暗くして行う活動では，体調変化への注意が必要です。

活動記録
　活動終了時，利用者の様子を個別に記録し，毎月，各病棟に届けます。
情報発信
　関係部署に月間予定表を配布したり，家族に活動の様子を伝える「ほっと通信」を郵送したりしています。また，センター内での作品の展示販売，市内作品展への出品なども行っています。
インターネット情報
　活動内容の充実と活動準備の効率化を図るために，インターネットを活用しています。

10 センター行事・イベント・施設外活動
ほっとステーション　高橋節夫

センター行事（ダウンロード）

バスハイク, 運動会, お楽しみ会
　病棟ごとに企画・実施しています。企画する時のポイントとして，次の3つを大切にしています。
①**利用者が楽しい・うれしい・ドキドキする・ほっとできる。**
②**家族，職員，ボランティアも一緒に楽しめる。**
③**利用者の持てる力を発揮できる。**
　当センターでは成人の方が増え，ゆったりとした活動を好む方が増えました。バスハイクは，以前は病棟全員でバスに乗り出かけていましたが，現在は2グループに分けたり，歩いて行ける近隣の公園に出かけたりしています。活動時間は昼食を持参して5～6時間です。家族も一緒に参加します。ゆっくりと季節を感じながら，散策やゲーム感覚のオリエンテーリングなどを楽しみます。運動会・お楽しみ会も先述した3つのポイントを大切に企画するように心がけています。利用者・家族・職員がグループに分かれて作成したポスターが後半のゲーム素材になったり，利用者参加型の寸劇が参加者全員のクイズゲームになったりすることもあります。内容は個々に合わせて年々変化していますが，皆で楽しい時間を共に過ごすということは，ずっと変わらずに続けていきたいと考えています。

成人・還暦のお祝い

　人生の節目として大切にしている行事です。他の病棟の利用者・職員も大勢集まります。父母会代表者の方々・家族も参加し，皆でお祝いをします。成人を迎える方々は和・洋装で参加し，いつもと違う雰囲気で急に大人っぽく見えます。本人たちも何かを感じるのか，きりりとした表情となります。

　数年前からは，成人の方より還暦を迎える方が多くなりました。皆さん赤色をどこかに身に着けて，落ち着いた雰囲気で参加します。

　家族からは，「成人や還暦を迎えられるとは思っていませんでした」という話をよく聞きます。私たち職員も人生の節目を一緒にお祝いさせていただけることに，喜びと感謝の気持ちを改めて感じる行事です。

わいわい祭り

　全職員が参加するセンター最大の行事です。家族，支援団体，ボランティア，地域の方々と直接ふれあう機会であり，地域に開かれた施設として，そのつながりを大切に継続していく役割を担うことを目的にしています。参加者の総数は年々増加して，800〜1,000人以上の規模になっています。当日利用者はゆかたや甚平を着て参加します。着付けやヘアメイクのイベントボランティアも参加しており，希望者はきれいに着飾ることもできます。ほかにもヨーヨーやパチンコなどのゲームやコンサートのイベントがあります。

　また，車いすでは混雑の中，ゆっくりと楽しむことが難しいため，一部のイベントが各病棟を訪問したり，外の会場も専用の時間を設けるなど，安全に楽しめる工夫もしています。重い障がいを持つ利用者のための病棟訪問イベントは，見て楽しめる・聞いて楽しめるを大切に企画します。楽器演奏グループの訪問・フラダンスチームの訪問・ちんどん屋さんの訪問などを順番に体験できるようにします。

　お祭りのクライマックスは花火です。花火師は職員とボランティアです。打ち上げは安全上行えませんが，花火師の腕の見せ所でもあるナイアガラ花火は圧巻です。

イベント行事

　センターの大きな行事がない月は，ほぼ毎月コンサートがあります。歌や吹奏楽，トーンチャイムなどさまざまです。ボランティアの力を借りていますが，長い間継続してコンサートを開催していただいている方が多いです。内容によっては，一人ひとりが好きな楽器や音の出るものなどを持参し，一緒に演奏を楽しみます。多くの方が生の歌や演奏に興味や反応を示し，目を覚まして，視線を向けたり声を出したりしながら参加します。

　音に敏感な方が多いので，音量や会場環境などに配慮しています。

　また，会場に参加できない方のために各病棟のテレビで生配信を行い，病棟にいながらにしてコンサートを楽しめる工夫もしています（**写真1**）。

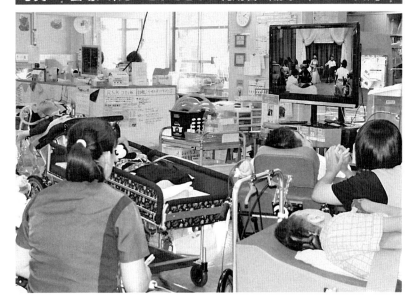

写真1　会場に来ることができない利用者・職員に「ライブ中継」

施設外活動

　施設やいつもの場所から出て楽しむことが一番の目的ですが，社会参加や交流の場としての目的もあります。また，1人の重症児・者に対して引率が1人付くので，ゆったりとしたかかわりができる時間でもあります（ ダウンロード ）。

小遠足，ドライブ

　当センターのバスを使用して，1人につき年に1～2回出かけます。1回の参加人数は3～4人です。小遠足は昼食を持って5～6時間，ドライブは2～3時間で出かけます。費用は，入場料やお小遣いが必要な場合は個人負担になります。

　計画は前年度から日程調整や場所決め，メンバー構成までを行います。外出先の下見を行い，一人ひとりが安全に楽しめる場所かを細かく確認して決めます。本人が楽しめる場所・好きな場所はどこかをできる限り配慮します。家族に希望を聞くこともあります。実施例としては，サンリオピューロランドでは，普段は体験できない光や音楽を使ったショーやアトラクションを楽しみ，広い公園では，自然とふれあい季節を体感します。家族へは年度の初めまでに日程や費用の有無を伝えます。予定の3週間前ごろに計画書の作成とバスの配車予約を行い，必要時は事前予約や費用請求を行います。小遠足では昼食が必要なため，お弁当のメニュー決めを行い，経管栄養の方の注入内容の確認などをして栄養科に依頼します（第1章「9．食事 外出時のお弁当に関する配慮」〈P.49〉参照）。外出時のお弁当は，利用者のお楽しみの時間です。広い公園の芝生の上や木陰で引率職員と過ごす昼食は，楽しいコミュニケーションの時間になっています。

　荷物の事前準備は前日までに行います。個人が必要としている物品だけでなく，医

療機器類の準備もあり，行事責任者や看護責任者が物品チェックリストを用いて忘れ物がないように準備しています。また，参加者の気持ちの準備にも気を配ります。事前に外出を知って楽しみにできる方，不安や興奮状態になる方など感じ方はそれぞれです。外出を楽しんでもらうために，その方に合わせて当日までお知らせしないこともあります。

　当日は，準備した外出着に着替え，職員も私服で出かけます。より外出の雰囲気を楽しんでもらうためです。バスの中ではスケジュール発表や歌など，気分を盛り上げる雰囲気づくりをします。外出先では一人ひとりの楽しみ方に合わせて動きます。感染症や気温・気候，急な体調変化に気を配り，状況によって早めに帰ることもあります。これらも外出を楽しむために必要な配慮です。

　外出時の楽しい雰囲気や様子は，後日写真にコメントを添えて家族に送っています。

個別外出

　実施回数は少ないですが，個別で行う外出活動です。本人の希望やニーズから必要と判断された時に計画します。職員の引率があり，計画・実施は施設側ですが，費用（職員分含む）はすべて個人が負担します。これまでは温泉や美容院へ行く，特急ロマンスカーに乗るなどを実施しました。

引用・参考文献
1）栗見佐紀子：重症心身障害児（者）の日中活動の種類―2―（連載 重症心身障害児（者）の生活支援【第3回】），こどもと家族のケア，Vol.12，No.5，P.72～74，2017．

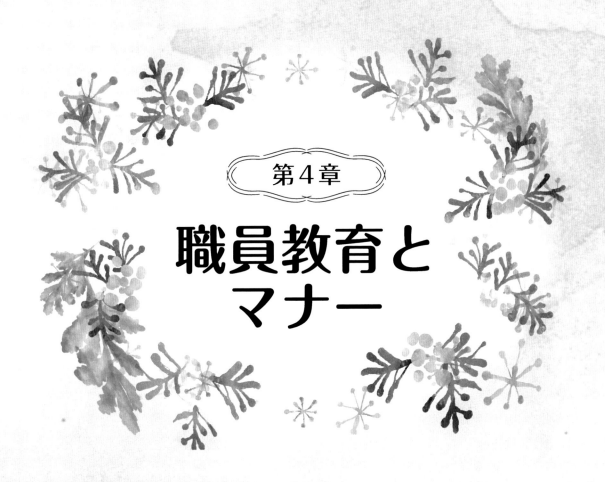

第4章

職員教育と マナー

1 多職種連携と協働
～私たちが療育で大切にしていること

療育部長
認定看護管理者
落合三枝子

重症心身障害児施設の特徴

　重度の知的障害と重度の肢体不自由を併せ持つ、重症児（者）が生活をしている重症心身障害児施設（現・医療型障害児入所施設・療養介護事業所）の特徴は、病院でもあり、福祉施設でもあることです。病院と違い、病気を治して退院することはなく、治療をしながら生活を続けていきます。医療的なケアを行いつつ、施設の中で生活をしていく重症児（者）には、生命を守る、生活・人生の質を高めること、その人らしく楽しく生きることが大切です。それらを行っていくには、さまざまな職種の職員でケアをしていくため、病院以上のさまざまな職種の協働と連携が必要になります。

　当センターの利用者は、家庭から直接施設に入る人、一般の小児病棟やNICUから直接入所する人もおり、大半の人の入所理由は、家庭での生活が難しい、病院から家庭に帰れないなどです。そして、ほぼ一生、当センターで過ごします。小さい時に入所し、50代、60代になっている人もいます。島田療育園（現・島田療育センター）ができた当初（1961年5月）から入所している人は2019年4月1日現在12人、入所期間が40年以上の人は79人います。障がいを抱え、長きにわたって施設で生活をしていくということは、その人なりの人生をどう生きるのかも含め、職員で考えていくことです。

療育とは

　重症心身障害児施設では、島田療育センターのように、施設名に「療育」と含まれているところがほとんどです。最近では、発達障害の子どもに対しても「早期療育」というように「療育」という言葉が使われるようになってきました。

　「療育」という言葉は、板橋の整肢療護園の高木憲次氏が1942年に初めて使った言葉です。「療育とは、現代の科学を総動員して不自由な肢体を出来るだけ克服し、それによって幸いにも恢復したる恢復能力と残存せる能力と代償能力の三者の総和（これを復活能力と呼称したい）であるところの復活能力をできるだけ有効活用させ、以って自活の途の立つよう育成することである」[1] と述べています。これを受けて高松鶴吉氏は「療育とは、現在のあらゆる科学と文明を駆使して障害児の自由度を拡大

しようとするもので、その努力は優れた『子育て』でなければならない。療育とは障害児の可能性の追求であるとともに、可能性の限界を知ろうとすることでもある。しかし、それでもなお、手を尽くすことによって障害児とその周辺に力強い安心をもたらすのが療育である」[1]と説明しています。

療育は「療」と「育」の2つの漢字から成り、「療」は医療と治療、「育」は保育、養育、教育、訓練であり、重症児（者）にとってどちらも必要です。療育を行っていくためには、多職種の知識・技術・連携が大切になります。

当センター職員の職種と役割

当センターには、さまざまな職種が働いています。病棟は6つあり、それぞれの病棟・デイケアセンターに看護師・介護福祉士、保育士、児童指導員、社会福祉士が配置され、医療的なケアや日常の生活の支援、日中活動などを行っています（**図1**）。

それぞれがそれぞれの職種の専門性を大切にしてケアを行っていきます（**表1**）が、相手の専門性を理解し尊重してかかわっていくことは、多職種でケアを行っていく上で重要です。

看護師

看護師は、常に重症児（者）の身体の状態を把握し、健康な方向へ（成長発達も含めて）導くように身体や生活に働きかけていきます。身体の変化を早期にキャッチし、まず看護的なかかわりを持っていきます。場合によって医師に報告し、医療的判断のもと、指示を受けて治療行為を行います。また、身体的なアセスメントを行って、生活の支援につなげていきます。重症児（者）の身体の声を聴き、代弁する役割でもあるため、身体状況をほかの職種に伝え、回復の方向へ、快の方向へ向けてどのようなケアを行っていけばよいかを伝達します。医療施設ですので、医療的なケアを他職種が行うことのないよう、看護師が適切なケアを実施することを忘れないように重症児（者）への医療提供を行います。そして、重症児（者）の身体的、精神的安楽を目標に、他職種と一緒に生活を豊かにする業務を行います。それは、一人ひとりの命の尊さを、自分の行うケアの姿勢から他職種に伝える大事な役割です。

支援職（介護福祉士・保育士・児童指導員・社会福祉士など）

支援職は、常に重症児（者）の身体的安楽と精神的安楽を考えて個別性に合わせ、支援を行います。日中活動の立案、実施、評価を行い日課の中に組み込み、必要があれば業務に落とし込み実施していきます。また、個々の発達段階に合わせたかかわり（声かけ・遊び）を提供し、成長発達を促すようなかかわりを日常のケアを通して行います。生活の場である環境の整備を行い、感染、事故対策も一緒に考えて整理整頓したり、動く人がいればその人に合わせた環境を考えたりします。

図1 島田療育センターおよび療育部の組織図

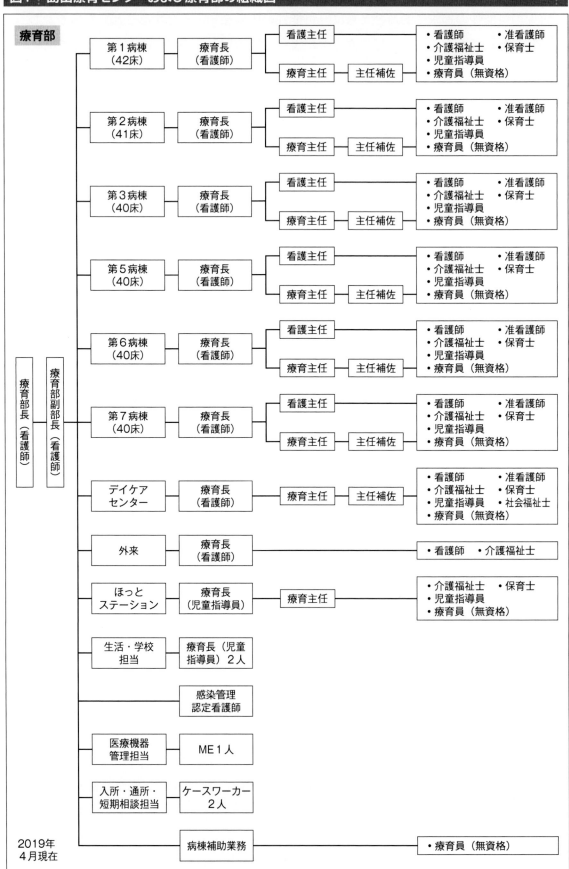

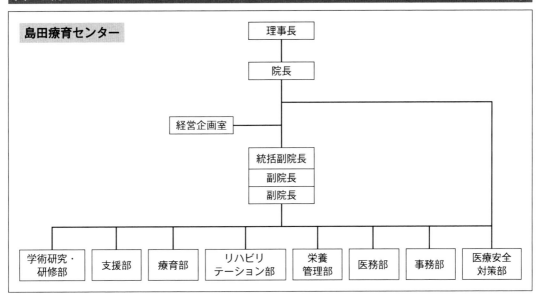

図1の続き

表1　専門性による役割

医療職：看護師・准看護師
- 医療的ケアで重症児（者）の生命維持を行う
- 医療的視点で重症児（者）の生活を支える

支援職：介護福祉士・保育士・児童指導員・社会福祉士・資格のない職員
- 重症児（者）の快適で満足な生活支援を担う
- KOMIケア理論に基づく15項目の基本的な生活ケアに沿った個別的ケアプランを立てる
- 個別的身体能力，知的能力に適した日常生活動作の介助と見守りを行う
- 身体的安楽と精神的安楽への支援を行う　・日中活動の保障
- 成長発達を支援する　・発達段階に対応したかかわりを持つ
- 療育環境の整備　・家族への支援を行う
- 入所者の地域社会参加に向けた支援

　利用者の地域への社会参加も考えていきます。当センターでは選挙の際の投票の支援や市で行っている障がい者美術展への作品の出展を行っています。

　家族へは，面会に来た際に日常の様子や外出時の様子などを伝えるほか，コンサートの予定をプリントで伝えたり，面会時にコンサートへの参加を呼び掛けたりしています。

リハビリスタッフ

　リハビリスタッフは，外来の訓練と病棟の訓練に入っています。筋緊張，変形・拘縮などがある重症児（者）の筋緊張の緩和の方法，ポジショニングの検討などについて，ほかの職員への指導も行います。重症児（者）における筋緊張亢進の要因は，精神的ストレスや痛み，呼吸苦，気温の変化など，多岐にわたります。その原因を取り

除くべきですが，なかなか原因をつかめないこともあります。筋緊張による発熱，胃食道逆流，呼吸苦，さらなる筋緊張亢進といった悪循環を避けるために，まず，クーリングやリラックスできる姿勢による緊張緩和を図ります。さまざまなサイズや硬さの枕で，その人の変形拘縮のある身体にフィットさせて正しいポジショニングを行います。また，深呼吸が難しい重症児（者）にとって，呼吸リハビリテーションや排痰は欠かせません。リハビリスタッフからの指導で，日常生活支援の中に呼吸リハビリテーションや排痰を取り入れています。

歯科医師・歯科衛生士

歯科医師，歯科衛生士は，重症児（者）の歯の治療，口腔内の様子をみたり，各職員へのブラッシング指導などを行っています。特に過敏のある入所者のブラッシングは，勉強会を開催したり個別に指導をしたりと，病棟の中で直接指導をしています。

栄養士

栄養士は，NST委員会を通し入所者の栄養アセスメントにかかわり，勉強会などで職員の栄養に関する知識を深めてくれています。

ケースワーカー

ケースワーカーは，家族と病棟をつなぎ，時には病棟で言えなかったことなども受け止めてくれています。家族にとっては，病棟職員と違った立場で支えている職種です。

医師

医師は，主治医として各病棟の担当が決まっており，健康状態やてんかん発作の薬の調整，外出先の相談など，多岐にわたって私たち職員の相談に乗ってくれています。

その他

それ以外にも臨床検査技師，放射線技師，薬剤師，事務員，運転手，裁縫手など，全体で24種の職種，合計456人（2019年4月1日現在）の職員が働いています。

多職種で重症心身障害児（者）のサインに気づく

入所や通所で重症児（者）の直接ケアを行っている職員は，それぞれの専門的な視点を生かしていくことが必要です。また，自分以外の専門職からの情報を共有し，意見を取り込みながらアセスメントし，ケアにつなげていきます。入所者の健康状態を守ること，成長発達を促すこと，QOLの向上，日中活動を行うことも1つの職種だけでは行えません。さまざまな視点から見ることで一人ひとりの入所者のことが見えてきます。言語的コミュニケーションを取ることが難しい重症児（者）にとって，表情やしぐさから思いを汲み取り，ニーズに応えていくことは，長期間にわたる当センターでの生活の中で心地よく過ごすために，とても重要だと考えます。

小さな小さなサインを出していても気づいてあげられなければ，その小さなサイン

も出さなくなってしまうかもしれません。小さなサインが何を意味しているのかを1人の意見で決めてしまわず，多角的に見て，本当にそれが意味するサインであるかどうかを皆で確認していきます。重症児（者）が一生懸命出しているサインを私たちが言葉にして，重症児（者）と多職種と共有し，サインとして受け止める，これを繰り返していくことは重症児（者）を理解することになり，成長発達を促すことの一つと考えます。それが生活の幅を広げ，豊かな生活にもつながっていきます。

　長く勤務している職員は，入所者が小さかった時，若かった時のエピソードを新入職員に語ってくれます。「○○さんは，小さい時こんな食べ物が好きだった。こんな遊びが好きだった」といった話を聞いて，一人ひとりの歴史を知ることからその人への理解を深め，入所者とのコミュニケーションが広がっていきます。

　普段のケアの中からいつもとの違いに気がつけることは，重症児（者）の健康状態を守ることにもなります。体調不良を訴えることが難しく，バイタルサインだけでは気がつけない小さな変化は，日常生活の援助で本人のしぐさから感じ取っていきます。いつもに比べ「目力がない」「流涎の量が少ない」「ゆっくり食事をする」など，ちょっとしたことが体調不良の前兆だったということはしばしばあります。日常生活の援助を通して「何だかいつもと違う」と感じる職員の思いを声に出せるようにし，どのように違うかを聞き出し，重症児（者）の健康状態を観察し，医師に伝え，検査を行うなど異常の早期発見，早期治療に結びつけます。このように，日常生活のケアの中からそれぞれの専門性を持ちつつも，統一したケア方法や同じ療育観を持つことは，ケアの方向性の統一にもつながります。

多職種連携・協働のための研修とKOMIケア理論

研修

　当センターには，療育部，医務部，リハビリテーション部，栄養管理部などがあり（**図1**〈P.163〉），療育部に配属された職員（看護師，介護福祉士，保育士など）は，新採用者研修から療育部の中で一緒に教育していきます。センターとして採用された職員（看護師，介護福祉士，保育士，リハビリスタッフ，医師，薬剤師など）はすべて，4月に新採用者オリエンテーションを受け，医師も可能な限り研修に参加してもらいます。中途採用者であっても重症児（者）のケアは初心者になるため，4月の教育プログラムの中で研修に参加してもらい，病棟内ではプリセプター（当センターではチューターと呼んでいます）やチームのスタッフが，入所者のことや業務の内容などに早く慣れるようにサポートしています。

　当センターでは，入職後はどの職種も同じ教育を受け，時には職種別研修を行いながら，日常生活の援助を一緒に行います。大人も生活している施設であるため，保育

士も，成人，例えば45歳の入所者の日常生活の援助を介護福祉士や看護師などと共に行っていきます。保育士は就職当初は戸惑うことも多いと思います。しかし，排泄ケア，食事介助，更衣，入浴介助などを一緒に行い，看護師から個別的なケアのポイントや医療度の高い人のケア時の注意点なども伝えることで，保育士としての専門性を持ちつつ支援を行えるようにしていきます。

それぞれの職種は教育課程が違います。しかし，重症児（者）のケアについては共通の知識，技術が必要になります。ケアの根拠を十分に理解し，教育課程を踏まえた上で施設内の教育を考えることが，よりよいケアを行っていくためには必要となります。

KOMIケア理論

職員が同じ方向を向いてケアを行っていくために，当センターでは2000年よりKOMIケア理論を導入しています。導入以前は，入所者のケアプランは健康面（看護師）と生活面（支援職）の二本立てでしたが，KOMIケア理論導入後より，プランは一本化されました。共通のツール，言語でプランを立案し，2カ月ごとに話し合いを行い，新しい情報やプランの追加修正などをグループみんなで意見を出し合います。重症児（者）のケア方法についてそれぞれの専門性から見た視点を大切にし，どのように対応していけば最善のものとなるかをディスカッションし，多職種でよく考えて決めていきます。追加・修正された情報は，連絡ノートなどを通じてほかの職員にも伝達され，周知徹底されていきます。ポジショニングの変更などはノートとベッドサイドに写真で掲示し，確実に実施できるようにします。ポジショニングや食事介助の方法については，リハビリスタッフに相談し，必要時リハビリスタッフから勉強会なども行ってもらい，安楽な姿勢や安全な食事方法を追求していきます。

特別支援学校との連携

当センターの特徴の一つに，特別支援学校の分教室が当センターの中にあることが挙げられます。スクールバスで特別支援学校に行く生徒もいれば，バスで行くには体力的に難しい生徒は分教室で授業に参加し，人工呼吸器など医療的なケアが多い生徒はベッドサイドで毎日午前，午後と授業があります。このように，学齢期は毎日教員が成長発達に合わせてかかわりますが，学校を卒業すると病棟が生活の場となり，一対一でかかわる時間が少なくなります。日々の学校と病棟との連携も大切ですが，高等学校を卒業前からは，学校でできるようになったことなどを病棟での生活で生かしていけるよう，学校と病棟全体で検討します。学校の教員とよく連携をとり，継続して病棟で行っていくことについては，どの時間帯にどのように実施するのがよいのかを話し合います。

表2 島田療育センターの理念

利用者のニーズに応え質の高い療育をめざす

療育の指針

1. 個性を尊重し，充実した生活を送ることができるように努めます。
2. 人間としての尊厳を重視した質の高い医療，看護，生活支援を行います。
3. 年齢や個々のニーズに応じたサービスを通して，生活の質の向上に努めます。
4. 家族・保護者の方々とよく話し合って，相互理解に基づいたサービスを提供します。
5. 地域社会に開かれたセンターをめざします。

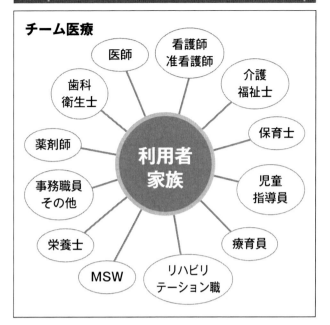

図2 多職種との協働と連携で生命と生活を援助する

入所者の高齢化に向けて

　これから施設の入所者は高齢化を迎えます。また，施設の中でがんの治療を受けながら最期の時を迎えていくこともあるかもしれません。そのような時でも，多職種でケアを一緒に考えていきます。治療の部分は医師や看護師が行っても，何に気をつけてケアに入ればよいか，どのような活動であれば行うことができるかなどを伝えて一緒にケアに入り，最後の時までその人らしく生きることができるよう，家族も含め丁寧なケアを心がけていきます。

　「医療を受けながらよりよい生活を送っていただく」そのためにはさまざまな職種が必要になります。重症児（者）を直接ケアする職員もいれば，間接的に支えている職員もいます。理念（**表2**）に基づき，入所者や在宅で生活をしている重症児（者）について，どのようなニーズが必要であるか，自施設の役割は何なのかなどを多職種で考えていけるとよいと思います（**図2**）。少子高齢化の時代の先を考えながら，私たちの専門性をどのように生かしていくべきかを考えていくことも必要なのだと思います。重症児施設で培ったノウハウと幅広い年齢層の重症児（者）を見てきた私たちだからこそ，ほかの病院の看護師や行政などに伝えていくことができ，協働・連携していけるのではないでしょうか。

引用・参考文献
1）岡田喜篤監修，井合瑞江他編：重症心身障害療育マニュアル，P.28〜29，医歯薬出版，2015.
2）落合三枝子：重症心身障害看護とは（連載 重症心身障害児（者）の全身管理と発達・療育支援【第2回】），こどもケア，Vol.11，No.3，P.75〜80，2016.

2 第三者評価

療育部長
認定看護管理者
落合三枝子

　施設は一般的に「閉鎖的、暗い」というイメージを持たれがちです。重症児（者）のことをあまり知らない実習生の大半はこのようなイメージを持って当センターに来ます。しかし、見学や実習に来た後には、「最初に考えていたイメージと違った」「明るい雰囲気だった」などの感想が聞かれます。実際の施設は、どこも第三者である実習生やボランティアを受け入れ、風通しがよいと思いますが、よく知らないが故に暗いというイメージが作られているのかもしれません。

　福祉施設としてよりよいサービスを提供していくためには、実習やボランティアを受け入れるだけでなく、第三者評価の受審が必要です。第三者評価を受けることで、さらなるケアの質の向上を目指すきっかけにもなります。客観的に評価されることで、自施設の課題を見いだし、改善に向けて取り組んでいくことができます。また、受審後の結果を公開することで、サービスを受ける人たちの指標にもなると思います。

第三者評価の評価項目と方法

　当センターでは、東京都福祉サービス第三者評価に基づいて、毎年家族へのアンケート調査、病棟の場面調査、訪問調査、職員への自己評価（リーダー・一般職員）を第三者機関に依頼し第三者評価を受審しています。

家族へのアンケート調査

　家族にとって毎年のアンケートは、高齢化が進む中、負担が大きいと考えますが、安心して子どもを預けられる施設にするために、家族のニーズに沿って改善していくことは大切なことです。**表1**に示す項目を家族に記入してもらいます。家族からのアンケートの結果は、各病棟の主任以上は必ず目を通します。家族の思いを直接知る機会にもなりますし、自由記載については、自分の病棟に引き寄せて家族の思いを知り、改善していくきっかけにもなります。

　家族のアンケート調査結果と、それに基づいて改善したことを報告していくことも大切です。2018年からアンケート結果の概要を配布することになりました。これまでも口頭でアンケート結果の内容と改善策を伝えていましたが、改善内容だけでなくそのほかの結果も含めて報告することができるようになりました。

　過去の第三者評価で家族から上がった要望に、病棟内に職員の名前と顔写真がある

表1	利用者調査票（家族へのアンケート調査）項目

- サービスの提供
- 安心・快適性
- 利用者個人の尊重
- 不満・要望への対応
- 利用者本人の年齢・入所期間・手帳の有無など
- 総合的な満足度
- 自由記載
- 回答者の属性

表2	職員自己評価項目

- リーダーシップと意思決定
- 経営における社会的責任
- 利用者意向や地域・事業環境の把握と活用
- 計画の策定と着実な実行
- 職員と組織の能力向上
- 情報の保護・共有

と，面会時に自分の子どもの担当の職員がいるかどうかが分かり声をかけやすいという意見がありました。今まで一部の病棟では行っていましたが，行っていなかった病棟でも掲示場所などを検討し，すべての病棟で職員の写真を掲示することができました。

病棟の場面調査

昼食時の様子や病棟内の雰囲気午後の日中活動の場面について，職員はどのように利用者に声をかけているか，ケアがどのように行われているか，利用者の様子はどうだったかの調査が行われます。後日，その調査内容の分析から施設としてのコメントを返していきます。

訪問調査

組織マネジメントの観点から各種記録類，マニュアルなどの文書類を確認し，サービスに関すること，組織マネジメントについてのヒアリングが行われます。

職員への自己評価

リーダー層（主任以上），一般職（非常勤含む）に分けて，**表2**の項目を記載してもらっています。記載の内容は，組織マネジメント分析，サービス提供プロセス，自由記載の活動成果と，良い点（特に良いと思うところ），悪い点（特に改善したいと思う点）の自由記載です。すぐに改善していけるものもあれば，すぐには難しいものもありますが，改善できるところから取り組んでいくこと，またその取り組みを職員へ周知していくことが必要です。特に職員数が多く変則勤務を行っている部署は，周知徹底が難しく，職員一人ひとりに伝わりにくくなってしまいます。その課題はまだ果たせていませんが，隅々の職員まで情報の伝達や周知をできる方法はこれからも模索していきたいと思います。

ケアを振り返り，改善につなげる

第三者評価は改善のためのツールだと考えます。長く仕事をしていると行っていて当たり前，それがルールになってしまいがちですが，少し立ち止まってみて，この方

法でいいの？ どこかおかしいところはない？ と考えてみることが必要です。それは，第三者評価に限らず，家族から見て，実習生から見て，他から就職した職員から見ておかしいところを伝えてもらい変更していくこと，世の中から見てその考えや行為が外れていないかを振り返る機会は大切なことだと思います。病棟で実習を行った学生に最終日に，「何か不思議だなあと思ったことはありませんか？」と問いかけ，学生から感想を言ってもらうことも私たちのケアを振り返るきっかけになります。

　第三者の意見に耳を傾け，改善に取り組んでいくことが，よりよいケアを提供していくことに結びついていきます。そのためにも第三者評価を受審し，現状の把握と改善を繰り返し，質の向上を目指していくことが組織には必要です。

3　島田療育センターの社会資源

ほっとステーション　高橋節夫

当センターが提供するサービス（社会資源）

　社会資源とは，利用者がニーズを充足したり，問題解決するために活用される各種の制度や施設・機関・設備・資金・物質・法律・情報・集団・個人の有する知識や技術などの総称です。当センターで行われているさまざまなサービス（ダウンロード）は，地域で生活する人たちの貴重な社会福祉資源の一つです。入所利用者をはじめ，地域の利用者や施設・機関などの資源として機能しています。

当センター入所利用者が活用する地域の社会資源

　当センターでは，「余暇を楽しむ。自然とふれあい，季節を感じる。社会参加をする」などの目的のもと，年間を通して，小遠足・ドライブ・バスハイクという外出行事を実施しています。地域の社会資源として，多摩市内および近隣市の公園，遊園地，博物館，美術館，商業施設などを活用しています。

　また，日中活動の中で，「楽しい・うれしい・ドキドキする・ほっとする・感動する」という体験はとても大切なものです。これらの体験を継続してより充実したものにしていくことを目的に，さまざまな分野のボランティアの支援・協力を得ています（詳細は「4．ボランティアの受け入れ」〈P.171〉参照）。以下にその例を示します。

　ほっとステーション（日中活動グループ）では，裁縫支援ボランティア3人，活動

補助ボランティア2人，マリンバ奏者1人に継続した人員補助としての支援，専門的な視点・技術補助としての支援をしてもらっています。

病棟ボランティアは，個別のニーズに沿った人員補助支援，専門家（プロの演奏家）としての支援を行います。本の読み聞かせボランティア（随時），イベントボランティアとして歌・ダンス・和太鼓などのボランティアがいます。

利用者への個別のニーズに沿った専門家の支援（一部有償）として，訪問カレッジ（NPO法人）の利用があります。訪問カレッジとは，特別支援学校などを卒業後の18歳以上の人の自宅を学習支援員が訪問して，生涯学習を支援する訪問・福祉サービスです。

当センターの全体行事への団体および個人（地域の団体・個人のプロを含む）の支援があります。地域の吹奏楽団，小学校の合唱団，和太鼓・獅子舞，CAPP（人と動物のふれあい活動），ソプラノ歌手・ピアノ奏者などに協力を得ています。

4 ボランティアの受け入れ

療育部
岩井 理（みち）

利用者の生活の中に社会資源を取り入れることは，サービス向上の一つにつながります。利用者の生活の質を追求する上で，職員の力だけでは十分ではない部分を補って余りあるものが社会資源です。社会資源とは地域にある財政（資金）・施設・機関・設備・人材・法律など，取り巻くすべてと言えるでしょう。その中でも積極的に活用したいものがボランティアの存在です。

基本姿勢

ボランティアを受け入れることで，利用者は家族や職員だけでなく幅広い人たちとふれあうことができ，日々の生活に変化や潤いが生まれます。また，職員以外の第三者の視点が入ることで施設が開放的になり，利用者の生活や施設そのものへの理解が広がっていくことも期待できます。

ボランティア受け入れの考え方としては，「利用者の生活の質を向上するために地域の力を活用する」「利用者が社会との接点を持つ有効な機会である」と位置づけて，「ボランティアは利用者にとって必要不可欠な人材である」という基本姿勢を，職員は決して見失わないようにします。

受け入れの心構え

　ボランティアの受け入れに際し,「ボランティアリピーター・ボランティアリレーを大切にする」という心構えをすべての職員が持つようにします。具体的には次のような点に留意します。

①ボランティア内容を明確にし,携わる職員が誰でも対応ができるように連絡・情報共有に努めます。

②受け入れを担当する職員だけに任せるのではなく,施設全体でお迎えしようという心構えが大切です。特に,職員一人ひとりが最初と最後のあいさつをしっかり行います。

③ボランティアは年代・性別・経験・職業・思いもさまざまです。また,個人による活動であるのかグループであるのかによっても,緊張感や不安の度合いが違ってくることがあります。すべてのボランティアを温かな気持ちで迎えます。戸惑ったり困っていたりすることはないか,活動中の表情や言動にも配慮し,細やかな声かけを心がけます。

④必要に応じて,更衣室・休憩室の手配をします。可能であれば飲食接待やお礼の品を用意します。ボランティア開始前と終了後にリラックスできる専用部屋があることが望ましく,担当職員とのざっくばらんな意見交換や,今後に向けた相談などの場としても用意しておきたいところです。室内は清潔で温かみのある空間づくりを心がけ,くつろげる雰囲気に整えます。

⑤施設や利用者の様子などを伝える紹介コーナー(掲示・展示)があるとよいでしょう。また,事前に口頭で伝えることに加えて,災害・事故・けが・病気などの緊急対応や非常口に関する案内も用意しておきます。

ボランティア活動の3要素 (図1)

　施設でのボランティア活動は,利用者が心身ともに快適に生活できるよう環境を整えたり,単調になりやすい生活にアクセントをつけたりするものです。また,ボランティアにとっても「活動してよかった・楽しかった」と思ってもらえるようにするために,利用者・職員・ボランティアの三者の関係づくりが重要になります。ボランティアと施設,両者の信頼関係を築き活動をスムーズに行うことにより,利用者の生活を豊かにしていくことが職員の役割です。

　ボランティア資源は多種多彩に存在しています。これらの情報を把握し,ボランティアを必要としている状況にベストマッチングしていく丁寧なコーディネイト力が求められます。地域で活動している社会福祉協議会やボランティアセンターなど公的

図1　ボランティア活動の3要素

```
                    ┌─────────────────────────────────┐
                    │             資源                │
                    │ ボランティアをしたい・している・ │
                    │     したことがある              │
                    └─────────────────────────────────┘
                           ↕              ↕
    ┌──────────────────┐              ┌──────────────────┐
    │    集約・調整    │  ←――――――→  │      需要        │
    │ 受け入れ窓口職員 │              │ ボランティアを探している│
    │ 現場の担当職員   │              │ 依頼したい・相談したい │
    └──────────────────┘              └──────────────────┘
```

写真1　当センターで活動するボランティア

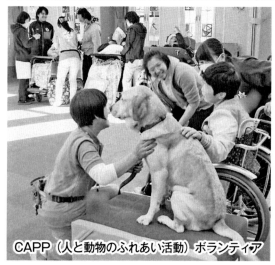

CAPP（人と動物のふれあい活動）ボランティア

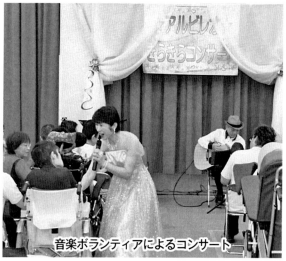

音楽ボランティアによるコンサート

機関との連携はもちろんですが，実習を終えた学生や見学者，また，職員一人ひとりからもたらされる情報もスムーズに受け取ることができるシステムづくりが重要です。

　ボランティアは「人と人との温かなつながり」がベースにあることを常に忘れず，丁寧な対応を心がけます。

ボランティアの内容（写真1）

　ボランティアのジャンルとして主なものは以下のとおりです。
①**イベント系**：音楽（歌や楽器演奏），演劇（パフォーマンス・人形劇），バザーなど
②**日常生活系**：裁縫，清掃，営繕，美容（マッサージやネイルケア），花壇管理，植栽管理，居室の飾り作り，バースディカード作りなど
③**日中活動系**：パソコン，音楽，本読み，散歩，バス外出，活動物品の製作など

　これら以外にもボランティアのジャンルは幅広く，受け入れ側の想定を超えて新たな広がりをもたらすことがあります。先入観を持ち過ぎずに，どのような形であれば

有効な受け入れにつながるかを柔軟に検討します。しかし，実際に受け入れる現場や利用者にとって過度な負担になるようでは本末転倒です。ボランティアの思い・規模・経験と受け入れ側のニーズを見極めて，無理のない実施を設定します。可能であれば，事前見学などで情報共有・確認の機会を持ち，双方のイメージを一致させておくこともよいでしょう。

ボランティア受け入れの流れ：開始時～終了後

　実際にボランティアの開始にあたっては，内容・目的・取り決めなどを双方が把握しておくことが大前提です。あいまいなまま，それぞれの思い込みでスタートしてしまい，思わぬことで関係がギクシャクしたり事故につながったりすることがあります。「ボランティアガイド」（ダウンロード）を制定し，最終確認と共通理解の一助にしておくことが大切です。

　活動終了後は，速やかにお礼と何か不都合なことはなかったかをさりげなく伝え，引き続き中長期的に依頼するか否かを見極めた上で，今後に向けたアプローチをします。ボランティアとの信頼関係の重要性は繰り返し述べました。その意味で「単発的」であるよりは「継続的」な導入を目指し，ボランティア活動を媒介に，お互いにとってよりよい刺激となり共に成長していくという視点を大切にします。一方，ボランティアの内容や条件にかかわる「相性」という観点から，残念ながらお断りをする判断を必要とするケースもあります。しかし，ほかのボランティアの紹介につながる可能性もありますので，丁寧に対応します。

展望

　ボランティアという形で利用者や施設とつながった人材は「人財」です。できれば一過性のものにせず，将来へと長期的で深いかかわりにすることで安心感や信頼へと成長していきます。ボランティア情報は，基本情報カード（**写真2**）として整理し，連絡先・交通手段・必要物品・特徴など，再び依頼する際に必要な内容をまとめ，すぐにコーディネイトできるように管理しておきます。

　さらに，意識的に日頃の謝意を伝え，お互いをよりよく理解する場を設けましょう。例えば，定期的に「ボランティアの集い（感謝day）」（**写真3**）などのような企画をし，ボランティア同士の紹介・交流，また職員との懇親などの場として，楽しいひとときになるよう準備を進めていくこともよいでしょう。

　ボランティアは利用者にとって必要な人材（人財）であると先述しましたが，この基本姿勢を踏まえた上で，さらにさまざまな分野での活躍が期待されています。職員

写真2　ボランティア情報カード

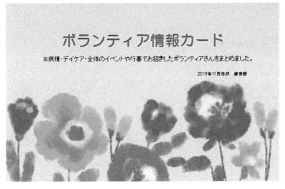
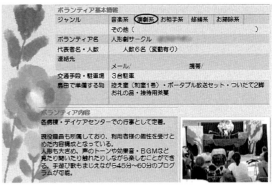

写真3　ボランティアの集い

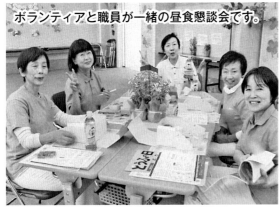
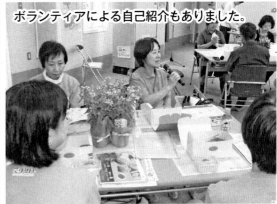

の福利厚生や施設設備に関することにも広くボランティアの導入を視野に入れます。例えば，地域のサークル活動などの作品や個々人の趣味で製作した品などを展示・発表の場として施設を活用してもらうこともよいでしょう。それがきっかけとなり，利用者に直接かかわるボランティアの始まりになるかもしれません。

　実習として訪れる学生や職員の家族なども貴重なボランティア人材になる可能性があります。無理強いをしない範囲でその可能性を探りましょう。休日を利用した職員ボランティアの導入も検討に値しますが，本来業務に支障がないか，また，職員とボランティアの立場の切り換えができるかなど，導入にあたっては職場内のルールづくりが不可欠です。

　ボランティアを待ち望む時代からボランティアを呼び込む時代です。積極的に募集に動き，施設を訪れるボランティアを温かく迎え入れていきましょう。

5 サービスマナー

療育部
岩井　理

　「あなたを大切に思っています」。私たちは，ケアというサービスを通して，利用者にこの思いを届けることを仕事としています。ある時は言葉で，またある時は表情で，そしてまた手のひらで…。

　しかし，一人ひとりの職員がイメージする「大切さ」には，その人なりの経験や感性が大きく影響し，それは個性の範疇を越えて自己流のみに走ってしまう危険性を秘めています。その結果，残念なことに本人の思いとはかけ離れ，利用者や家族にとって，また職員同士や第三者からすると，社会常識を外れた不愉快なメッセージとして届いてしまう場合があります。

　医療・看護・リハビリテーション・余暇などさまざまな顔を持つ「利用者の大切な暮らしの場」においては，支援職員は常にサービスマナーを踏まえたケアの実践者でなければなりません。その暮らしが，いつも「安全・安心・快適・自由」であるようにサービスを行う責任があるのです。また職員にとっても，人的環境の良し悪しが職場環境に大きく影響し，さらに職員の「声・話し方・表情・振る舞い・身だしなみ」などのすべてが利用者の生活環境そのものとなることを真摯に受けとめる必要があります。

　ここでは，そのスタンダードとなる考え方をまとめました。単一的なマニュアルではなく，日々のサービスマナーを見つめる「柔軟なものさし」にしていただければうれしく思います。

支援職員として求められる資質
～利用者にとって人材から「人財」となるように

笑顔と明るさ―仕事モードへの切り換え

　笑顔に接して不愉快になる人はいないと思いますが，笑顔の質によってはそうとは言えません。「冷笑・空笑・嘲笑」など，相手を見下した笑いは両者の関係性ばかりではなく，周囲の人をも巻き込み，その場全体の雰囲気を悪くします。温かな微笑みを心がけましょう。

優しさと謙虚さ―利用者主体の自己選択と自己決定を保障する

　専門性を発揮して支援を行う職員は，ややもすると自信過剰に陥りやすく，職員優

位に支援を進めてしまいがちです。支援の対象である利用者主体を常に意識して，利用者の思いにかなった選択と決定に向けた支援が行われているかを謙虚に振り返りましょう。

自己研鑽—身につけた知識や技術を利用者や職場に還元する

職場内外の研修など学びの場には積極的に参加し見聞を広げることは，客観的に自己を見つめる大切な自己研鑽の一つです。そして，身に備えた知識や技術を日々の支援に還元することで初めて生きたものとなっていきます。

情報収集と発信—報連相は伝える努力と伝わる工夫を忘れずに

支援は一人で行うものではありません。利用者や家族，そして職員同士など常に「相手」があって成立します。この時に必要不可欠なのはコミュニケーション（意思疎通）です。相手の全身から受け取ることはもちろん，周辺からも必要な情報を正確に収集し，またそれらを引き出し，確認するための発信を交互に行いましょう。相手が置かれている状況や状態を見極め，伝える努力と伝わる工夫が求められます。

想像力と創造力—相手の思いに叶ったよりよい環境づくり

いかなる場面においても理想や目標への見通しを立てるための想像力と，具体的な手法・手段としての創造力を磨くことが大切です。「相手と共にある」ことが出発点です。独りよがりに進めずに，客観的で整合性のある柔軟な発想を心がけましょう。

協調性—チームケアの基本は認め合い・補い合い

支援する職員一人ひとりがバラバラに動いていては，利用者に一貫した細やかな支援は行えません。お互いのよさ・未熟さを認め合い，補い合ってこそ，支援力は何倍にも加速します。寛容な態度で連携・協働を進めましょう。

関心・好奇心—「なぜなのか？」という根拠の存在を大切に

直観的な部分も大切ですが，そればかりでは支援として大切にしたい内容は残っていきません。利用者一人ひとりになぜこの支援を行うのか，一つひとつの根拠を理解するようにしましょう。保持と継続のためには，根拠を理解することが最大の強みです。

持続力と継続性—すぐに結果が出ないことが多い

職員であれば誰でも，「利用者に最適な支援を提供できない・思うように業務が進まない・職員同士，理解し合えない」など，負の感覚に苦しむことが出てきます。そのような時は，臨機応変に「一度立ち止まってみる・ゆっくり休んでみる・ほかの職員に頼ってみる」など自分に無理なく息抜きをし，充電時間を持つことが肝要です。大切なことは結論を急がず，歩幅を小さくしながらでも続けていくという姿勢を持つことです。

豊かな感性—心の容量を広げるために自分の時間を有意義に

職場にいる自分をつくるベースはプライベートな過ごし方にあると言ってもよいでしょう。普段から自分自身を労り，心地良い空間に置いておくことが必要です。イラ

イラやストレスにも力まずに向き合い流せるように、心の容量を広げる自分なりのツールを持ちましょう。

「利用者の人権」を意識したサービスに徹する

　利用者の生活全般に深くかかわり、常に利用者の人権に接触するという意味で、利用者の生活の質は職員の人権意識に大きく左右されると言っても過言ではないでしょう。先述のように、職員一人ひとりの「言葉遣い・表情・態度」が利用者の生活空間の雰囲気の大部分をつくっています。プライベートな部分と職員である自分との切り替えをしっかりと意識し、謙虚で温かな支援が求められています。

　当たり前になっていることを見直し、広い意味での人権侵害になっていないか、確認することも大切です。例えば、次のようなことがらをしていないか、意識的に考えてみる必要があります。

①無言でまたは、よそ見をしながらケアをしている。
②更衣室で大きな声で利用者の個人名を出し話す。
③メールに利用者の個人名を書く。
④職場外で利用者の個人名や病状などを話す。
⑤無断で写真撮影をしたり、個人的に自分のカメラなどで写真撮影をしたりする。
⑥利用者の居室に無断（無言）で入る。
⑦年齢、場所、場面に配慮しない呼名の仕方をしている。
⑧利用者のペースを無視して、食事を進めている。
⑨カーテンやついたてもなくプライバシーに配慮せず、排泄ケアを行っている。
⑩入浴まで脱衣したままにしている。

サービスマナーを届ける対象

　支援職員が実践すべきサービスマナーは、誰に向けて行うものなのでしょうか。答えは「職場で出会うすべての人」であり、広義にはハード面も含まれています。職場で出会うすべての人とは、利用者・家族・後見人・実習生・見学者・ボランティア・業者、そして職員ということになります。誰に対しても、何に対しても、職員である以上サービスマナーの実践者でなければなりません。

　ここでは、特に重要であると考える対象とのかかわりについて述べます。

利用者とのかかわり

　利用者の生活を通し喜怒哀楽を共有する中で、利用者の自己選択や自己決定を尊重（支援）しましょう。支援職員は利用者の代弁者であり代行者として、その責任の重

さや難しさを忘れない姿勢が大切です。利用者が表現しよう・伝えようとすることを尊重し，思いを先走ったり横取りしたりして，独りよがりな断定は避けましょう。常に待つ姿勢やひと呼吸おくことを大切にかかわります。

また，利用者の生活年齢を考慮した言葉を選んで話します。乳幼児のライフステージから成長にかかわる職員は，成長に合わせた切り換えが難しく幼児扱いのままになってしまいがちです。特に，呼称の問題は深刻で「○○ちゃん」が続いてしまうことがあります。利用者や家族が望む場合でも，支援職員間で基本的な対応を統一しておくようにします。一般的には，会議・申し送り・外出など公の場とそうでない場面とで，希望に配慮しながら柔軟に決めておくようにします。

家族とのかかわり

我が子や兄弟を他人に預ける，という家族の思いに寄り添います。「淋しくないか，痛くないか，大切にされているか，楽しく過ごしているか…」。家族の心情は計り知れないものです。面会時の「負の印象」で不安や心配は，次の面会までずっと続くことになります。毎回，安心して帰っていただけるように，必要な報連相は言葉を選んで正確に行います。職員一人ひとりの思い込みや噂話から出る情報は大きな誤解の元になり，関係修復を困難にしてしまいます。

職員同士のかかわり

職員一人ひとりの経験・生い立ち・教育課程などはさまざまです。職員同士が相手の立場・年齢・受け取り方に心を配り，自分も相手も周囲にも気持ちよくあいさつすること・話を聞くこと・話をすることで摩擦を避けることができます。他職員との連携・協働は，ある意味職員一人ひとりの「チャレンジ」であると言えるでしょう。個人的な好き嫌いの感情ではなく，プライベートな関係を優先しない成熟した職員を目指しましょう。業務に対して不平不満をつのらせるだけでは，利用者の生活環境や職場環境が悪化してしまいます。不平不満の先に改善策を見出して前向きに行動することはもちろんですが，常に自分のご機嫌取りはスマートに行えるように心がけておきたいものです。

具体的なサービスマナー

あいさつ

あいさつは相手を大切に思っている証であり，円滑な人間関係はさわやかなあいさつからスタートします。よいあいさつは，笑顔の素であり元気の源になります。ポイントは，「明るく・顔を向けて・いつでも・どこでも・誰にでも・自分から先に・続ける」ことです。かかわりの少ない相手や苦手意識のある相手などには消極的になりがちですが，あいさつをすることで人間関係が広がる（深まる）ことは意外と多いも

のです。コミュニケーションの扉であるあいさつの大切さを再認識しましょう。

しかし，あいさつの場面では，「あいさつしているのに…されなかった」という経験も多く聞かれます。その結果，もう二度とあいさつしたくないという「あいさつしないスパイラル」に入り込んでしまいがちです。このような時こそ相手の事情を好意的に考えてみてください。多くの場合，実はその人なりの事情があるものです。聞こえなかった・他の人と話していた・自分に言われたと思わなかった，などです。

心が和むコミュニケーション

多職種が常に連携・協働してケアを行っている場合，利用者に対する「支援的コミュニケーションづくり」はもちろんのこと，家族・訪問者に対してや職員間での円滑なコミュニケーションがとても大切です。コミュニケーションは，ことば・表情・全身の動きを通して行う「情報のやりとり」です。ワンウェイではなくツーウェイを心がけ，話がきちんと届いているのか相手の受け止め方に注目することが何よりも大切です。相手の年齢・経験・知識・理解力・環境などを考慮して，「相手の立場になる」というゴールデンルールを常に意識し，心が和むコミュニケーションを交わしましょう。

お互いにホッとする「話し上手＆聞き上手」になるために

●話し上手

①穏やかな口調・優しい表情で相手の目や表情を何げなく見ながら，相手が理解しながら聞いているかどうかを確認しながら話しましょう。

②忙しい中にあっても早口にならず，ゆったりと話しましょう。また，相手のテンポに合わせて話すスピードを少し速めたり，よりゆっくり話したりするなど，時には微調整も必要です。

③話す内容は前もって整理しておくゆとりが欲しいものですが，必ずしもできるとは限りません。話をダラダラと続けず，一度に伝える情報は少なくし要点をしぼって手短に話すようにしましょう。そのためには日頃から心がけておくことが大切です。

④医療や看護などの専門用語やあまり聞き慣れないカタカナ用語はなるべく使わないようにしましょう。相手が分かりやすい言葉や方法でゆっくり伝えましょう。

●聞き上手

①話している相手に優しい視線を向けながらくつろいだムードをつくり，親しみを込めて聞きましょう。

②タイミングよくあいづちを打ったり返事をしたりするなどして，声や態度で傾聴していることを示しましょう。

③途中で話をさえぎったり横取りしたりしないように，特に留意しましょう。
話の筋道が理解できてしまったとしても，相手にプレッシャーをかけるような言動は控え，最後までゆったりと聞きましょう。

表1 ついうっかり使ってしまう言葉のNG集

※ベッド柵→ベッドサイドレールまたはサイドレールに
※体交，体交枕→体位変換・ポジショニング枕などに
※使役動詞「〜させる」 服を着せる・靴下を履かせる・車いすに乗せる・お風呂に入れる
　　　　　　　　　　 薬を飲ませる・ご飯を食べさせる
※仕事言葉として不適切であるもの　超〜，マジ，すげぇ，やばい
※職員同士の呼び捨て

言葉遣い

　同じ内容でも少し言葉を工夫するだけで，ずいぶん感じ方・伝わり方が違ってきます。否定的・高圧的・友達に話すようななれなれしい言葉は避けます。また，言い方も大切です。敬語を無理に使う必要はありませんが，声の調子や表情などに心を配り，丁寧さ・謙虚さ・温かさを自分の言葉に込めましょう。

　自分の「言葉」が，誰かにとっては「言刃(ことば)」になってしまうこともあります。相手や周囲の受け取り方に配慮します（**表1**）。

職場に合った清潔な身だしなみ

　身だしなみはおしゃれとは違い相手に対する思いやりであり，安全に配慮した清潔な身だしなみは相手に安心感と信頼感をもたらします。また，自分自身の仕事意識を引き締め仕事の活動性を高めることにつながります。TPOを心得た上で職員らしい身だしなみを心がけます（**資料1**）。

　また，感染対策上の配慮として，利用者の生活や活動場面では，職員・来訪者にマスク着用を求められることがしばしばあります。感染防止の安心感と同時に，違和感・威圧感・拒否感を感じる場合もあるでしょう。表情を隠してしまうマスク着用時は，より丁寧な声かけや話しかけを心がけ，「マスクのままで失礼します」など，一言の気遣いを忘れないようにします。一方，必要以上にマスク着用をしないように現場での意思疎通を細やかに行います。

　ユニフォーム着用時，業務の中ではかがんだりしゃがんだりする動作が多いので，背中や腰・胸などの素肌や下着が露出しないように心がけます。入浴介助などでは袖やズボンの裾をまくることがあるでしょう。しかし，日常的にはだらしない印象を与えてしまうため，場面に応じて考えます。

　長い髪は，なるべく後ろにまとめ，トランスファーや処置などの際に，利用者の顔やカニューレ部分に髪の毛があたらないように配慮します。

距離感・態度

　業務に追われている時，ケアをしながら他の人と話すなど，何かをやりながら別のことを同時にしてしまうことがあります。「ながら動作」に注意しながら，目の前にいて対応している相手に失礼のないように配慮します。

資料1　当センターの身だしなみチェックポイント

項目	チェックポイント：セルフチェックは厳しめに行いましょう。
頭髪	清潔ですか。乱れていませんか。
	髪のカラーリングは明るすぎませんか。
	長い髪はまとめていますか。
	ヘアアクセサリーが目立ちすぎる・小物がとれて落ちる心配はありませんか。
	整髪料の香りは強すぎませんか。
	髪形は奇抜すぎませんか。
顔	ナチュラルメイクを心がけていますか。
	鼻毛やひげは手入れがされていますか。
手	爪は清潔できちんと短く切ってありますか。
	マニキュアは控えめですか。
服装	決められたユニフォームを着用していますか。
	汚れたりボタンが取れかかっていたりしていませんか。
	普段もズボンを膝までまくり上げていませんか。
	名札は付いていますか。
	ポケットがふくらむほど物を入れていませんか。
	余分なアクセサリーをつけていませんか。
足もと	靴や靴下は清潔ですか。
	安全のために足を保護し，滑りにくい靴を履いていますか。
	靴のかかとを踏んでいませんか。
その他	香水や制汗剤・柔軟剤の香りは強すぎませんか。
	喫煙後のにおいが残っていませんか。

　また，腕組みは「あなたを受け入れません」，足組みは「私の方が立場が上です」という無言のメッセージとして届いてしまうことがあります。決して本意ではないとしても，何げない態度が与えるメッセージ性に注意します。
　利用者のパーソナルスペースにも心を寄せましょう。誰でも自分の距離感（見えない縄張り）を持っています。利用者のパーソナルスペースに踏み込むことの多い支援職員は，まず適切な声かけやボディタッチなどを通して，「これからかかわること」の導入を行います。パーソナルスペースを尊重しつつ配慮のある接し方に努めます。

インターネット

　現代社会では，インターネットツールを活用したコミュニケーションが一般的となりました。確かにスピーディで簡単便利です。しかし，インターネットがつくり出す人間関係は仮想的な一面があります。相手の反応を知らないまま，「言葉」が「言刃」になっている危うさを秘めています。また，対面していれば言えない（言わない）よ

> **表2　このような光景はありませんか？**
>
> 食堂：食卓での歯磨き・大声での談笑
> 廊下：すれ違う人同士のあいさつが少ない
> 更衣室：ロッカー鍵の差しっぱなし・スプレー式制汗剤の多用
> 休憩室：私物が乱雑に置かれている・携帯電話を充電している
> 仮眠室：携帯電話での通話する声が大きい
> シャワー室：私物を置きっぱなしにしている
> 下駄箱：ごみを放置している
> 傘立て：傘を長期間置きっぱなしにしている
> 駐車場：規定速度オーバーで走行する・車内の音漏れがある・車内で喫煙している
> トイレ：空き缶や弁当の空箱が捨てられている・喫煙している

うな言葉も伝えてしまったり，活字になった言葉からは感情を誤って受け取ったりすることがしばしばあります。

　実際に，職場での人間を悪化させた実例も聞かれています。どのような場合にも，個人情報保護や秘密保持の観点から，より慎重な姿勢が肝要です。

音

　職員の大きな話し声や笑い声が，周囲の誰かを不愉快にしているかもしれません。その場の状況や雰囲気に配慮し，適当な声で話します。利用者個々に，苦手な音や嫌いな音があります。生活場面や時間帯を考え，「話し声・足音・BGM・食器の片付け・ベッドサイドレールの上げ下げ」など，音の種類やボリュームにも配慮します。

勤務中の私語

　全く私語のない職場はあり得ません。おしゃべりには，その場を楽しくしたり雰囲気に潤いをもたらしたりする効果もあります。本来の仕事を進めるための潤滑油となるように考え，おしゃべりのためのおしゃべりではなく，その効果を期待したものでなければなりません。また，食事や入浴など利用者に向き合うケア場面では，職員だけが盛り上がることのないように留意します。

共有スペースでのマナー

　職場には幅広い人が利用する共有スペースがあります。細かいことですが互いに気をつけることで，誰にとっても快適空間にします。**表2**に示すようなことがないか，振り返ってみましょう。

おわりに

　これまでサービスマナーの必要性と意義について具体的に示してきました。サービ

写真1　島田療育センター療育部の取り組み例〜接遇啓発ポスター

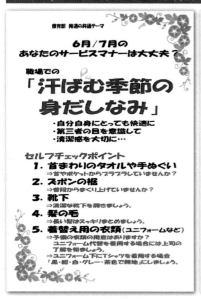

　スマナーの必要性を否定する人はいないと言ってもよいでしょう。しかし，浸透し定着し継続されないのはなぜでしょう。面倒・窮屈・他人行儀・自己満足・決めてもねえ・分かっているけど・余裕ないし・形式的…などは，サービスマナーが定着しない背景として，しばしば聞かれるコメントです。しかし，人権擁護・就業規則・事故防止・感染対策にかかわる職員である以上，サービスマナーは絶対必要であり，実践に向け努力すべき義務でもあります。当センターでは，接遇の啓発のために年間を通してポスター掲示などの取り組みを行っています（**写真1**）。

　まず，自分からちょっとだけ無理をして一つひとつ実践してみましょう。その姿が誰かのマナーモデルになっていきます。

　サービスマナーは息づいている命あるものです。個々人の関係性やその場の状況・時代の流れなどの変容と一体であるという特質を理解し，「あなたを大切に思っています」のメッセージを「柔軟なものさし」で自己覚知しながら継続することで，よりよいサービスマナーへと成長していきます。

　人が人を支援することに敏感である職員でありたいものです。

引用・参考文献

1) 田中千惠子編：介護福祉スタッフのマナー基本テキスト，日本能率協会マネジメントセンター，2009．
2) 高橋啓子：すぐ使える看護・介護職の接遇インストラクター指導者マニュアル，日総研出版，2003．
3) 聖隷三方原病院看護部：あなたもなれる！マナー美人─信頼される！好感度が上がる！，ナース専科，Vol.29，No.4，P.76〜87，2009．
4) 島田療育センター：マナーアップ勉強会資料
5) 島田療育センター療育部：マナーアップ委員会資料

6 実習の受け入れ

療育部
杉田友春

実習校と実習生

　現在，療育部では看護師実習生7校（うち見学実習のみ3校），介護福祉士実習生8校，保育士実習生12校，医師実習生4校，ほかに国士舘大学介護等体験実習（2017年度218人）を年間で受け入れており，実習生の合計は約570人（2017年度の実績）になります。また，他部署の医務部・リハビリテーション部・支援部でも実習生の受け入れを行っています。

実習の受け入れ準備

　実習生を受け入れるためには，前年度の準備から始まります。各実習校から「次年度の実習受け入れ依頼書の確認」「必要書類の作成と提出」「実習人数と実習期間」「受け入れ病棟の確認」などの調整を行います。また，実習校との確認事項として「実習受入れ時の感染予防対策」「流行性疾患に関する情報強化のお願い」を行います。

　当センターでは，実習開始前に事前オリエンテーションを行っています。看護実習生は，重症児（者）看護について療育部の職員が講師となり実施しています。介護実習生・保育実習生は，実習開始の1カ月程前に当センターに来てもらい，概要説明・紹介DVD聴講・実習先の病棟・施設見学などを実施しています。国士舘大学介護等体験実習は，担当している療育長が学校に出向きオリエンテーションを実施しています。事前に行うことの意味として，実習生の心構えや実習に入る病棟のイメージを持ってもらい，重症児（者）の理解や施設の役割について学んでもらうことがあります。施設実習の目的・目標などは，実習校・実習形態・学年などにより違いますが，大きな目的・目標として「重症児（者）・施設を理解する」「施設・在宅で生活する重症児（者）の支援方法を学ぶ」「施設で働く専門職の役割を学ぶ」といったものが挙げられ，実習形態・実習段階・実習期間に合わせた実習プログラム表が作成されます。

実習生とのかかわり

　実習指導者は，「実習指導要綱」「実習指導マニュアル」を参考にしながら同職種の職員が担当します。必ず毎日の実習指導者をつけて，日勤者が確保できなければほかの勤務者が担当し，日課に合わせた日常生活支援を通して，同性介護の必要性やケアの基本技術も学んでもらいます。実習生は初めて接する重い障がいを抱えた重症児

写真1 国士舘大学実習生

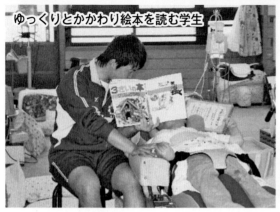

ゆっくりとかかわり絵本を読む学生

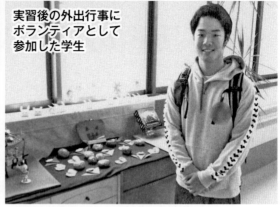

実習後の外出行事にボランティアとして参加した学生

（者）に対し，言語的コミュニケーション方法の難しさに戸惑いなどを感じることもありますが，重症児（者）を理解しようとかかわる時間の経過と共に，言葉だけではない非言語的コミュニケーションの大切さを学んでいきます。実習の初めには理解することが難しかった表情の変化，本人が発している小さな反応（サイン）などに気づくこともあります。重症児（者）も初めて見る実習生に対し緊張してかかわりを嫌がる人もいますが，実習指導者や周りの職員が重症児（者）と実習生のかかわりをサポートしていくうちに，毎日同じ顔の実習生を見ることが安心感につながるのか表情が和み，自分からかかわりを求める重症児（者）の姿が見られたりします。

職員は業務の中で重症児（者）とゆっくりかかわりたいと思っていても，なかなか時間を取ることができないことがあります。実習生には職員の代役として，ゆっくりかかわる時間を持ってもらうようにしています（**写真1**）。

実習期間と実習プログラム表

看護実習生は1～3日間，医師実習生は2日～1週間，介護・保育実習生は約2週間，国士舘大学介護等体験実習は1週間の実習期間で受け入れをしています。それぞれの実習形態・実習段階・実習期間に合わせて実習プログラム表（**表1**）が作成されて実習を進めます。看護師実習の1日実習の場合は，見学を中心にした実習プログラムとなります。介護福祉士・保育士実習では，ほとんどが2週間（11～12日間）の実習となっています。実習生は実習を始めるにあたり「実習で学びたいこと」を課題に挙げてきますので，毎日の目標，1週目の目標，2週目の目標などに分けて，実習目標を意識しながら実習を進めて行きます。

実習中は実習指導者と一緒に重症児（者）への日常生活支援を行い，専門職としての技術・役割，多職種間の連携・協働について学びます。また，実習生同士で疑似体験を行い，視覚障害を持つ利用者への食事援助やポジショニングを体験しても

表1　保育実習校の実習プログラム表

実習生プログラム　　6/25～7/7　　○○○大学　　実習生○○

	午前	午後		午前	午後
月案	整容・朝の会	音楽サークル	月案	整容・朝の会	UFOルーム
25 (月) 指導者名 ○○	療育主任 実習担当 オリエンテーション	介護福祉士による オリエンテーション (○○) 経管栄養者とのかかわり (　　　様)	2 (月) ○○	包布・ベッドメイク 朝の会に参加 昼食介助 (　　　様)	活動に参加 経管栄養者とのかかわり (　　　様)
	午前	午後		午前	午後
月案	整容・朝の会	衛生一般	月案	整容・朝の会	衛生一般
26 (火) ○○	ほっとステーション 美容サロンに参加 経管栄養者とのかかわり (　　　様)	七夕飾り製作 経管栄養者とのかかわり (　　　様)	3 (火) ○○	包布・ベッドメイク 朝の会に参加 経管栄養者とのかかわり (　　　様)	個別活動 経管栄養者とのかかわり (　　　様)
	午前	午後		午前	午後
月案	整容・朝の会	温泉サークル	月案	整容・朝の会	ピコピコ活動
27 (水) ○○	整容・朝の会に参加 経管栄養者とのかかわり (　　　様)	ほっとステーション しいたけメイトAに参加 (　　　様) 経管栄養者とのかかわり (　　　様)	4 (水) ○○	包布・ベッドメイク 朝の会に参加 昼食介助 (　　　様)	活動に参加 経管栄養者とのかかわり (　　　様)
	午前	午後		午前	午後
月案	整容・朝の会	散歩に行こう	月案	整容・朝の会	設定保育
28 (木) ○○	整容・朝の会に参加 経管栄養者とのかかわり (　　　様)	散歩に参加 経管栄養者とのかかわり (　　　様)	5 (木) ○○	包布・ベッドメイク 朝の会に参加 経管栄養者とのかかわり (　　　様)	設定保育 経管栄養者とのかかわり (　　　様)
	午前	午後		午前	午後
月案	整容・朝の会	野外サークル(芋掘り)	月案	整容・朝の会	温泉サークル
29 (金) ○○	整容・朝の会に参加 経管栄養者とのかかわり (　　　様)	16:00～ 中間反省会 (認定保育計画書提出) 経管栄養者とのかかわり (　　　様)	6 (金) ○○	包布・ベッドメイク 朝の会に参加 昼食介助 (　　　様)	13:45～ 最終反省会 経管栄養者とのかかわり (　　　様)
	午前	午後		午前	午後
月案	整容・朝の会	アロママッサージ	月案	整容・朝の会	散歩に行こう
30 (土) ○○	整容・朝の会に参加 経管栄養者とのかかわり (　　　様)	活動に参加 入浴時ドライヤー介助 経管栄養者とのかかわり (　　　様)	7 (土) ○○	包布・ベッドメイク 朝の会に参加 経管栄養者とのかかわり (　　　様)	活動に参加 入浴時ドライヤー介助 経管栄養者とのかかわり (　　　様)

らいます。

　保育士実習の場合は、実習開始の2週目に「設定活動」を行ってもらいます。設定活動の内容は、ペープサートによる歌と人形劇の活動、歌と手作り楽器を用いた活動、大きな紙芝居の活動などです。どの活動でも季節感を取り入れた活動内容を実施しています。設定活動については事前に実習指導者と相談してアドバイスをもらい、重症児（者）の特徴や成長発達に合わせた活動内容となるように、周りの職員にも協力をもらいながら進めます。活動が思うようにできなかったと悔やむ実習生もいれば、逆に活動の中で重症児（者）が見せてくれた笑顔に感動し、実習に来てよかったと達成感を感じる実習生もいます。

実習日誌と記録

実習日誌

　実習生は1日の実習の取り組みを実習日誌に記録します。記録は日課に沿って実習生の行動や実際に行った支援などの様子を記録すると共に、その時の重症児（者）が見せた表情や反応の変化などを記録します。実習生は1日の実習記録を振り返りながら考察を行い、次の課題へとつなげていきます。実習記録の不備（誤字・脱字・文章の書き方など）が目立つ実習生もいますが、実習指導者とのやり取りを重ねるうちに記録の仕方も上達してきます。実習日誌は翌日の朝に提出してもらい、実習指導者が実習日誌に目を通します。必要なことはコメントを記載し、直接伝えることもあります。

実習生への指導

　また、カンファレンスなどの時間を使って実習生の思い・悩み・疑問などを引き出しながら指導を行います。実習生は自分が行った支援が重症児（者）にどう伝わっているか、言語的コミュニケーションや反応の読み取りが難しいため悩むことが多いと思います。実習生にとって実習指導者と情報交換をする時間は、支援の技術面だけでなく重症児（者）を理解する一番の近道になっていると思います。実習生の中には、2週間の実習を進めていくうちに重症児（者）のストレートな反応に気づき、実習に来たうれしさを泣きながら表す人もいます。

実習評価表

　実習終了後は、すべての実習記録が提出されます。実習指導者は提出された実習記録を確認し、実習日誌や総合評価のコメントを記入し、その上で「実習評価表」を作成します。特に実習評価表は、点数評価だけでなく具体的に頑張っていたこと・不足していたことなどを記載してあげると、実習生の成長に大きくつながります。実習記録を作成・確認して、実習終了後1カ月までに実習校に返送して実習指導が終了とな

ります。

　実習生からのお礼状には，「実習を通して重症児（者）に対する意識が変わり，重い障がいは持っているけれど私たち健常者と変わらないこと，一人ひとりを見て個別性を大切にすることを学びました」と記載されています（**写真2**）。

　職員の中には，実習を経験した人も多く働いています。専門職の先輩であり実習生の先輩として，多くのことを伝えられるよう職員間の連携を大切にしています。実習生を受け入れている病棟や実習指導者にとって，実習を担当することは大変な面もありますが，自分たちが行っている支援について振り返る機会となり，エビデンスを持って実習指導を行うことが，職員の自信や実習指導者の育成につながると思います。

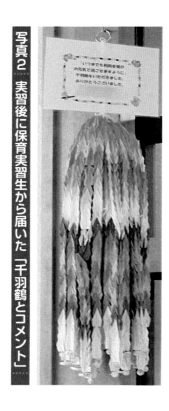

写真2　実習後に保育実習生から届いた「千羽鶴とコメント」

編著

落合三枝子 社会福祉法人日本心身障害児協会 **島田療育センター**
療育部長／認定看護管理者

1988年看護専門学校卒業, 立川病院入職。1995年国立病院東京災害医療センター転任。1999年社会福祉法人重症心身障害児協会島田療育センター入職, 2011年より現職。2018年認定看護管理者。

執筆者一覧（掲載順）

木実谷哲史
名誉院長

田中多佳子
デイケアセンター 療育長
公益社団法人
日本重症心身障害福祉協会認定
重症心身障害看護師

藤井智子
第6病棟 療育長
公益社団法人
日本重症心身障害福祉協会認定
重症心身障害看護師

星野抄織
元・第2病棟 療育長
公益社団法人
日本重症心身障害福祉協会認定
重症心身障害看護師

岩井 理
療育部

舟田知代
療育部 副部長
摂食嚥下障害看護
認定看護師

丸山伸之
第3病棟 療育長
日本重症心身障害福祉協会認定
重症心身障害看護師

米川敦子
療育部 看護主任
感染管理認定看護師

杉田友春
療育部

伊東妙子
第7病棟 療育長

石川 勉
第5病棟 療育長
3学会合同呼吸療法認定士
公益社団法人
日本重症心身障害福祉協会認定
重症心身障害看護師

多田野由起子
元・第6病棟 療育長

下村 毅
第2病棟 療育主任

油田浩幸
第5病棟 療育主任

川澄 敦
ほっとステーション兼療育部 療育長

宮沢直美
第3病棟 療育主任

長嶺香奈子
第1病棟 療育長
公益社団法人
日本重症心身障害福祉協会認定
重症心身障害看護師

清水信夫
療育部 療育長

新明広子
デイケアセンター
療育主任

高橋節夫
ほっとステーション

有松眞木
理事

おわりに

　この度,日総研の髙藤様のお勧めとご指導の下,島田療育センターの『療育ハンドブック』が形を変えて,DVDを含んだ1冊の本として世の中に誕生することとなりました。

　当センターの療育観や看護ケア,生活支援のノウハウは,57年の長い歴史と共に育まれてきたものです。当センターには,創立者小林提樹医師の深く広い人間愛が療育の中に文化として流れています。日本で最初にできた島田療育センターがどんな療育をしているかを日本中の重症心身障害児(者)支援に携わる人々が見守ってくれています。それを励みに,療育に携わる看護師,支援員,リハビリスタッフは,どこに出しても恥ずかしくない誇れる島田療育センターの療育を創らなければと切磋琢磨して療育を膨らませてきました。

　重い障がいを持った人たちが,その人らしさを尊重されて,気持ちよく,楽しく生活できることが当センターの療育の目標です。そのためには業務を単なるマニュアルで覚えて提供するのではなく,いつもその人らしさを尊重した配慮あるお世話ができる療育者でありたいものです。

　医療状況や福祉観,社会のニーズは時代と共に変化していますが,変えてはならない大切な物事も存在します。変えてはならないものと,変えなくてはならないものを見極めながら,療育を進化させていきましょう。

　本書で紹介していることはまさしく,お一人お一人の個別性を尊重したかかわりです。皆様の日々のお仕事に役立てていただけたら幸いです。

　　　　　　　　　　　　　　　　　　　　　　　　令和 皐月

　　　　　　　　　　　　　　　　　　　　　　理事　有松眞木

島田療育センター 重症心身障害児者の療育＆日中活動マニュアル

2019年 6月10日 発行　　　第1版第1刷
2023年12月25日 発行　　　　　　第4刷

編著：落合三枝子ⓒ
　　　おちあいみえこ

企　画：日総研グループ
代　表　岸田良平
発行所：日総研出版

本部　〒451-0051　名古屋市西区則武新町3－7－15（日総研ビル）　☎ (052)569-5628　FAX (052)561-1218

日総研お客様センター　電話 ☎ 0120-057671　FAX ☎ 0120-052690　名古屋市中村区則武本通1－38
　　　　　　　　　　　　　　　　　　　　　　　　　　　　　　　　　日総研グループ縁ビル　〒453-0017

札幌　☎ (011)272-1821　FAX (011)272-1822
　　　　〒060-0001　札幌市中央区北1条西3－2（井門札幌ビル）

大阪　☎ (06)6262-3215　FAX (06)6262-3218
　　　　〒541-8580　大阪市中央区安土町3－3－9（田村駒ビル）

仙台　☎ (022)261-7660　FAX (022)261-7661
　　　　〒984-0816　仙台市若林区河原町1－5－15－1502

広島　☎ (082)227-5668　FAX (082)227-1691
　　　　〒730-0013　広島市中区八丁堀1－23－215

東京　☎ (03)5281-3721　FAX (03)5281-3675
　　　　〒101-0062　東京都千代田区神田駿河台2－1－47（廣瀬お茶の水ビル）

福岡　☎ (092)414-9311　FAX (092)414-9313
　　　　〒812-0011　福岡市博多区博多駅前2－20－15（第7岡部ビル）

名古屋　☎ (052)569-5628　FAX (052)561-1218
　　　　〒451-0051　名古屋市西区則武新町3－7－15（日総研ビル）

編集　☎ (052)569-5665　FAX (052)569-5686
　　　　〒451-0051　名古屋市西区則武新町3－7－15（日総研ビル）

・乱丁・落丁はお取り替えいたします。本書の無断複写複製（コピー）やデータベース化は著作権・出版権の侵害となります。
・ご意見等はホームページまたはEメールでお寄せください。E-mail：cs@nissoken.com
・訂正等はホームページをご覧ください。www.nissoken.com/sgh

研修会・出版の最新情報は
www.nissoken.com

日総研